中医学习随笔

曾培杰 ◎ 著

朗照清度　唐婉瑜
戴可依　李家林　整理

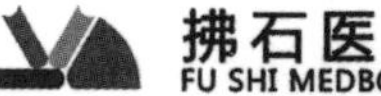

辽宁科学技术出版社
LIAONING SCIENCE AND TECHNOLOGY PUBLISHING HOUSE
拂石医典
FU SHI MEDBOOK

图书在版编目（CIP）数据

中医学习随笔 / 曾培杰著. -- 沈阳：辽宁科学技术出版社, 2022.3
ISBN 978-7-5591-1666-6

Ⅰ. ①中… Ⅱ. ①曾… Ⅲ. ①中医学—教学研究 Ⅳ. ①R2

中国版本图书馆CIP数据核字(2020)第133142号

出版发行：辽宁科学技术出版社
北京拂石医典图书有限公司
地　　址：北京海淀区车公庄西路华通大厦B座15层
联系电话：010-57262361/024-23284376
E-mail：fushimedbook@163.com
印 刷 者：河北环京美印刷有限公司
经 销 者：各地新华书店

幅面尺寸：145mm×210mm
字　　数：165千字　　印　　张：7.25
出版时间：2022年3月第1版　　印刷时间：2022年3月第1次印刷

责任编辑：李俊卿　依　然　　责任校对：梁晓洁
封面设计：君和传媒　　封面制作：王东坡
版式设计：天地鹏博　　责任印制：丁　艾

如有质量问题，请速与印务部联系　　联系电话：010-57262361

定　　价：49.00元

前言

中医已经从“普及知识”，走向“培养普及人才”！

而人才的培养，重点不是灌输多少知识，而是怎样学习，如何把中医普及出去。

真相不在表面，而在表面背后那座巨大的冰山。

中医普及学堂培养人才背后的冰山就是道、德、术三位一体的教学模式。

其中晚上的师训便是重中之重：

看似随意的问对，却是教学相长的最好诠释。

看似严厉的敲打，却是言传身教的最佳体现。

训者，训而导之以善也！

严师可出高徒，宽和恰能泽润。

曾师便是通过自己对天地之道的体悟，对德能的力行，对术的运用，以及在宽严并举的训导中，慢慢培育出一批批有愿力、有抱负、有能力、有担当的医门龙象。

在任之堂时，余师经常对我们说，你们有什么疑问尽管提，我知无不言！

余师说，学医要多问几个为什么，要善问，善起疑情。

在禅修期间，每天都有小参时间，禅师坐在上面回答学生的问题，以及聆听他们讲述一天的修学打坐情况。

一位师兄说，我们很有必要小参，因为你即使没有什么进步，你也要如实地知道并反映今天的修学情况，以及提出心中的疑惑，如此才能清楚地精进。

人之所以会糊涂，会迷茫，会自以为是，会骄傲自满，会自卑心虚，是因为他对自己不够了知。真正了知自己的境界，并有强烈的求道之心的人，是非常自信自谦的。

所以学生的小参，师长的解惑，在这种一问一答间，慢慢让自己变得更真实，更直截了当地解决当下的问题，才能脚踏实地走好每一步！

《中医学习随笔》正是在这种因缘下写成的，本书中的内容均整理自师生互动的录音文稿，很值得在精进路上修学的人们阅读参考！

目 录

医巢衔泥

今日师在堂口的上方，见一燕子窝，原本那墙角空无一物，燕子没有手，它就用嘴巴，到农田里衔一些泥啊、草啊、叶子啊，用自己黏的口水，在垂直的墙角上，硬生生地做出了自己的家。

于无家处能安家，此燕衔泥之精神！

《圣经》上有讲："爱可以在沙漠里头建绿洲、家园。"每个点按手，用笔记录，用手按摩，都是在建立自己未来的中医之家。有人用心就建的漂亮、快速；有人懒洋洋，就像寒号鸟冻死在寒冷的北方。每次按摩完后，即便有微长可录，小善可取，师照样如燕衔草泥，寸丝不弃，凝章炼句，日久文成书就，铸造大器，为医门榜样，学徒风范。望后学门生，不独学到技巧，更学此记录精神。

故此集名叫"燕泥集"，又叫"医巢衔泥"。取义莫轻善小，滴水微，渐盈大器，泥毛碎屑，终成鸟雀温暖之窝巢。

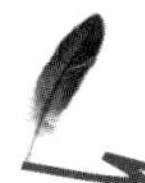

01　记录的习惯

阿成跟阿曾想来学艺，又想治疗身体。学徒就要有学徒的样子。当日我跟余师学习那两年，我手从未离开过笔跟纸。所以我给访学者纸跟笔，是希望传授给他们记录的习惯。

知识靠耳听的容易忘，靠笔记的才深刻。所谓好记性不如烂笔头，笔就是文人的宝。举世文章笔下修，弥天事业书中出。因此我在任之堂学医时，不是记录就是读书，学徒的唯一素质就是文笔精进。

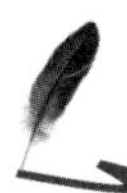

02　万病之源

小程在河边，看到一个驼背近90度的老人，满头大汗，还去河里洗澡，觉得很诧异，汗出见湿，形寒饮冷，很多人到老都没有养生意识。

师说，万病的源头，就是毛病，没有毛病就没有万病。贪食就得肠胃病，贪气就得肝病，贪安逸就得养尊处优病，贪凉饮冷就得风寒病。所以老师的《万病之源》畅销的原因不仅是临床经验的总结，还有发人所未发的心悟。

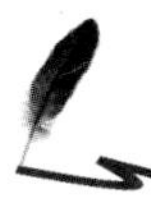

03　顺经脉之性

患者瑞友叔行动不便，他感觉自己要坐轮椅了，想不到王伟给他按摩了五天，他的脚变暖了，行走如常，连声音也亮了。

我鼓励他说，老人脚暖没恶灾，少年手寒大不幸，脚暖的老人一定善终。

其实学按摩是利人利己，你按了顾客的手脚，你的手脚也暖了。如同磨刀，刀锐利了，磨刀石也光滑了。但不能乱磨，要顺刀之性。现在的胖哥跟老杨，已经能顺经脉之性了，所以他俩做完后，客户基本都反映眼睛亮，手脚暖，行动灵活，说话大声，食欲变好，睡眠变沉！

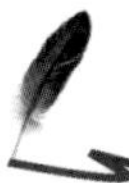

04 勿小瞧小技

庵背村的老婆婆跟我说："曾医生，你那个学生顶呱呱，我的手总感觉像有两团风在窜来窜去，有好几个月了，王伟帮我按好了！过段时间我要送香蕉跟红薯过来感谢你们！"

虽说治愈的是痹痛小疾，但帮人治疗，举手之劳，亦积功德无数。因此，可以学小技，不要小瞧小技。小小救生圈可以让你淹不死，渡河越海，救人危急。

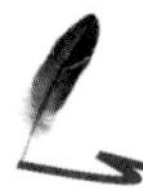

05 文笔记录

学生们的写作，到目前为止我还不是很满意。因为出现的案例，他们没办法用优美的文笔去记录。就像空谷遍地好花，但没有蜜蜂酿成蜂蜜醍醐那样可惜。

如果没有蒲松龄，就没有精彩的《聊斋》；如果没有杜甫，就没有那么多传唱千古的诗篇。

按摩只是手段，记录精美的案例流传才是不朽立言事业。我一拿起笔来抄，心就不躁；一拿起书来读，念就不骄。那些有时间讲话，没时间写文章的人，是虚度光阴的。

胖哥，你的手不能光会按摩，还要会写书。你如果光会按摩，别人只会叫你“按摩的”，但你还会写书，别人就夸你是作家啊、文人啊、老师啊！

为何同样是人，我就只会干粗活，他就可以成为作家？我就值白菜价，他就值黄金价？因此，成大事的人有光阴读书，没时间闲聊。他闹我不闹，要把书读好。他吵我不吵，要把字练到。趁年轻学好，转眼人易老。

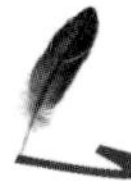

06 毕生之技

听说梅州有曾姓的同宗来到五经富，师没有什么好礼物，只有以法相赠。

留子千金，不如留子一艺。宁舍千金，不舍一技。家有千金，不如日进一文。与其想着如何求财，不如想着将双手打造成生财妙手。

而按摩之术，正是万道护法，百门根基，谁都需要。按了就会舒服，摩了就会放松，长久的舒服就能疗伤愈病，不断的放松便可恢复体质。因此按摩是慢工出细活，乃长久之计，毕生之技。

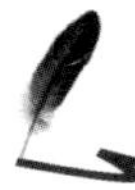

07 百日筑基

胖哥原本215斤，长短腿，要家里养，自立堪忧，来学堂仅学习三个月，居然减掉三十多斤，渐渐力大如牛，现在病人点名要他按摩，还送礼给他。老师由呵斥、叹息，到现在的表扬、赞赏。

道门讲百日筑基，只要密不间断地练一百日，不看手机，不聊天，不闲逛，不熬夜，止漏增元，止住这些陋习，就可以增加你的元气，一百天就有金刚之威，神明之尊，壮士之勇。

古人讲，人皆可以为尧舜；佛门讲，人皆可成佛；成功学讲，人皆可成功！马云讲，像我长这样都能成才，大家就更不用说了。他们都没骗人，胖哥就证实了。傻傻的郭靖，在武艺并不超群的江南七怪的调教下，居然不亚于杨康。

一根筋，常常胜过三心二意，竹篮打水。走千处不如坐一处。善财童子五十三参，最后一心成就。世无不足之道场，不善之师父，只有不善于拜访学习之徒。

联曰，养成大拙方为巧，学到如愚始见奇啊！

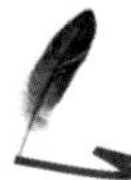

08 慢性病疗愈原则

芳姐来按摩已经超过五天了，她的腰好了，舒服了，她还想继续按，我叫她一个月最多来五天，把机会留给其他更需要的人。

慢性病疗愈的原则：一半靠外力，一半靠自己。师父可以带你走，但不能背你走。拖你走，拽你走，都不如自己走。缓解了就要自己站桩拉筋，或者由患者变学徒，变员工，变师父。堂口要永远做向上一指之事。

人有困难的时候，可以寻求别人帮助，但以此为生，就不合适了。因为别人帮你一次，叫人道主义，次次要人帮，那就是懒惰主义。

09 凉脚复热

约所寨的大妈说，她的脚冰凉。泡脚只能暖到半夜，按脚可以暖到天亮。

实践证明，不用姜桂附，也能让人暖洋洋的，很舒服。正如维修电器的小新叔，听医生交代，日行七千步，饭到七分饱，夜睡七小时，十年来身体好。因此他有个习惯，每天如果不走热脚板不罢休。

曾国藩曾公，在战事胶着时，仍能精力充沛，秘诀就是饭后千步走，睡前一盆汤。每顿饭后都坚持走步，走到脚底发暖，热呼呼的。

一位书法家，八十岁了还写得一手好字。

别人问他秘诀，他说，每次写字前先绕桌行走，走热双脚，结果夜尿少，身体好。故堂口言，没有教会患者日行七千步，走热双脚的理疗师，不是成功的理疗师。

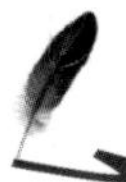

10　失眠必治

一位大妈，多年失眠，数绵羊，习以为常。长夜漫漫，太羡慕他人一觉到天光。老杨给她按摩足底，因为足底反射疗法几乎没有治不了的失眠，很快大妈睡眠改善，对老杨赞不绝口。

只要明白心肾交泰，按脚引气下行，就可以迅速缓解患者失眠，百发百中，屡试不爽。

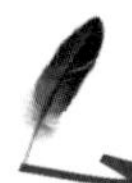

11　只怕一次

今天有个村干部过来，他说在这里按，晚上没夜尿了，以前试过一些方法，脚到半夜就凉了，现在可以暖到天亮。

但他全程都戴口罩，为什么？怕我们这里人多人杂不卫生。

一个豆浆店，只要一次，顾客在豆浆里发现苍蝇，这店估计就开不起来了。一个百年药堂，只要一次发现假药，从此就翻不了身。大众的评价让你可生可死，你说小节重不重要啊？

因此，堂口会让大家谨小慎微，再怎么强调小心都不为过。

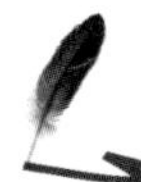

12 以技服人

按摩是利人利己的，学堂坚持一半用工具，一半用手。工具可以体现你的巧妙，徒手可以体现你的力道。按摩除了磨掉病人的结节外，还可以磨活自己的手脚心脑。

像阿芝叔，被胖哥捏到脚指头时，疼痛难忍，芝叔问是什么问题，胖哥说，你是头脑反射区痛点厉害。阿芝叔惊讶地说，小伙子说得不错，我就是头痛，疼得像过电一样！

因为诊断精准，立马获得对方的认可。之后你怎么安排，病人听你的。这就叫以技服人。

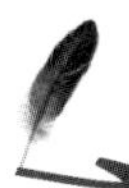

13 内外兼治，医患配合

西山村有个老妇，经过我们调理，血糖由7.0mmol/L降到5.0mmol/L，她要介绍别人过来，被我拒绝了。拒绝并不是排斥病人，而是如果病人没准备好，我不会出手。

我对他们讲，你不下决心坚持每个月来做五次，那你吃药也很难有好的功效。新时代的中医，讲究内外兼治，医患配合，这八个字，是治病之秘。就像我跟你要把这轿子抬走，我再用力都没用，你也要一起用力。要将疾病的轿子抬出体外，必须双方一起使劲，叫双修，你要忍耐按摩的疼痛，跟拉筋的酸楚，我要负责帮你点按指导，这样，病才能好得快。

14 锻炼意识

胖哥每天坚持用砖头锻炼身体。有一天，出诊着急，没把砖头带出来，我立马在电线杆旁边捡了两块瓷片，让胖哥拿回家。亡羊补牢，未为迟也，补偏就弊，贵在及时。不拿砖不要紧，但你没有拿砖训练的这种意识却很危险。忘了拿砖，路上大把石头可以代替。忘了带砖训练，但别忘了锻炼的意识。一种强大的锻炼意识，胜过百千万种药物跟器械加持。健身房里不一定都是健康的人，但是早睡早起，农田习劳，大自然里头，都是七八十岁还不知道药片味，而且很少进医院的健康老人。

锻炼意识优于一切，不是红砖成就胖哥减肥，而是朝暮不停的负重意识，让他力量日增，功夫日长，境界提升。

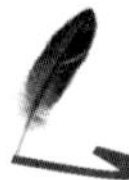

15 以手代膏药

阿旭叔按脚，按到腰反射区时特酸胀，坚持做了半小时，他腰部发热，整晚没夜尿，第二天晨起腰僵问题全消，到现在第五天了，没再出现腰部不适。困扰他几个月的腰湿烦恼，一按即消。

阿旭叔说，在堂口按完回家睡觉时，觉得腰部温暖似火烤，腰部柔和如贴膏药。说明王伟手法已经到了可以替代膏药，替代按摩棒的功效！老师就要看到你们勤学苦练，他朝功成名就，扬眉吐气。

堪布大师讲过，如能令一人觉醒，即便百千劫做他仆人亦何妨！以贵下贱，民心必归焉！

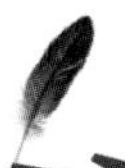

16 提线木偶论

昨天景达叔来按摩时还带着药酒，让中正用药酒来按，以为效果会更好。中正说，不用。局部瘀肿，药酒确实有消肿止痛之功，但按摩是按穴位，去引动经络，如提线木偶，经络再去驱使脏腑，相互调和。

五脏六腑，九窍十二节，都通过经络联系到脚上。一个善于表演木偶戏的大叔，在他手里，木偶就活了。一个出色的理疗家，你只要伸出一只脚给他，任何身体不适，他都能找到反射点，体会感到酸麻胀痛，或发热放电，随即深呼吸后通身轻安。脏腑由死气沉沉变为生龙活虎，就像木偶由瘫痪在地变为能歌善舞的存在。

如果每个按脚师，能在这上面日熏月修，渐积大成无难矣。

景达叔听完后，乐哈哈地竖大拇指说，你们既会按又会讲，而且通俗易懂，世界是你们的！得到一个不轻易服人的五经耆老的赞许，必是功夫所至，精诚所感召。

这段提线木偶论，同时可以纠正学徒按摩非得用高档药酒、一等按摩油的想法。只要有功夫，凳子就是兵器，只要有水平，徒手能搏虎！望大家在功夫跟智慧上面多下功夫，而不是借助大宝、药酒、国公酒、艾火、针罐、活络丹等等。须知心外求法非正法，手中有道乃大道。

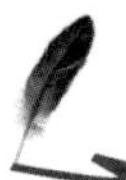

17 贫富同等

梅州同宗曾姓一患者，家境贫寒，声音粗大而性躁，单边耳聋鸣，书之以方——益气聪明汤；授之以法——拉筋通少阳；传之以书——《手到病除术》。

堂口并未收他诊金，从生意经营角度看，这叫失败；从人道主义来看，这叫成功。因此不能拿价值规律来评价堂口行为，虽然我们不是挂名慈善机构，但都会“逢危急不可因循，竭智挽回以尽天职；遇贫贱不可傲慢，量力施助以减愁怀”，这是《医家座右铭》教会我们的，待贫者要关爱有加，待富者也要关爱有加。因此王伟非但没收他诊金，还帮他，这是对的。

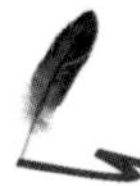

18 读书学艺

陪同淑秋老师一起参观了五经富基督教堂、道济中学遗址以及观丰学院，几乎每处都留有浓浓的文化气息，一个地方兴起其实是文教兴起。

感慨古楼已去，文化犹存。古楼联曰：

喜乐为怀，绕庭松竹琴诗韵；谦怀守己，满案图书道德香！

最后淑秋老师说，祖上讲，穷不读书，穷根难断；富不读书，富花不长。

因此堂口要与大家相勉，学艺读书，读书学艺，人生才能立于不败之地。

19 解凝开封

开大巴的广源哥，双手往后面难以合抱，乃肩周粘连。

五十肩叫冰冻肩，又叫肩凝。中正为其做完后，现场解凝开封，双手轻松在后面合抱。

没有用药酒，打通了经络；没有用汤方，疏解了肌肉，不药而愈，谁敢说这不神奇？学生埋头苦干，扎实学习，也能像神医那样创造奇迹，为众所期。

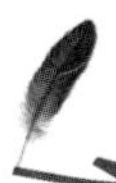

20 解锁释缚

梅姐肩周痹痛，如铁钉钉住，周转不利，活络油理不到，风湿膏也贴不好，挥手挥不开，如枷似锁。王伟为其找到肩痛按点，前后不到几分钟，解锁释缚，梅姐说像钥匙开门。

看来，长时沉心于外治法，久久必有出息。徒手帮人解决问题，自信渐渐从心底生起。

古人讲，片技可以立身，唯无技之人最苦；一技可以扬名立万，唯多技之人反累其身。王伟专修安全、绿色、健康的外治法，就可以证明这一点。

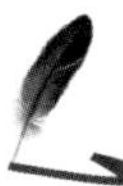

21　足是人体泉源

百货店老板娘，月经量少还不规律，长久坐着，下盘淤堵，在柜台前收钱半天不动。

中医认为，形不动则精不流，精不流则气郁。如同井泉被落叶所闭，出水微弱，一旦拨开枯枝朽木，水汩汩而出。月经亦如是，拨开肾上腺子宫反射区，随之月经量正常，周期规律。

《古文观止》讲："欲流之远者，必浚其泉源。"人之泉源在足，足保养好，耐力好，声音亮，月经足，精神壮。

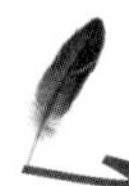

22　立招牌

胖哥帮西山下的老叔按了九天，老叔长舒一口气，高兴地说，多夜失眠，得以解除，往日睡不到天光，按后一觉睡到天亮自然醒。

一觉安睡胜于吃山珍海味。夜夜好睡乃人生之乐。

胖哥对乡里邻居，不论富贵贫穷，都一视同仁，认真调理，来找他治病的人越来越多。因为一个患者就是一条长线，把他治好了，他会介绍三姑六婆，八亲九族，统统过来。

有本事的人，不用立招牌，因为口碑一做好，慕名而来的人会源源不断。没本事的人，立招牌也没用，没给病人治好，病人不满意是不会介绍亲朋好友过来的。

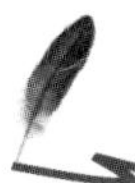

23 敷贴疗法

一个在广州上大学的女孩，痛经很严重，王伟想为其点按，但女孩子养尊处优，细皮嫩肉，从小到大没受过苦，一点儿痛都受不了。

王伟考虑改用敷贴疗法，而不会撞南墙。痌瘝在抱，是学子脱胎换骨的征兆。只要将患者的痛放在心中，各种招法你都能想到学到。就像曹冲称象，没有大秤，一样可以称出大象的体重。思维变通很重要。

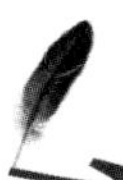

24 饭后百步走

有个锯木厂的老板叫老侯，开车到长潭桥时，见我雨中徒步，说，快上车，我带你去堂口。

我摆了摆手，饭后百步走，乃我定课。不能让屁股养尊，而使腿脚不活。不管刮风下雨，坚持锻炼，这种强大的自律，希望学生们效仿！

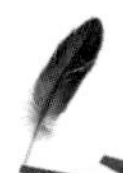

25 消嗔怒

陆游讲，愤怒酿疾病，快乐延寿命。又说，何由挽得银河水，净洗群生忿欲心？意思是，怎么能将天上银河的水拿到，来将苍生嗔怒之火消去？

按脚就可以。脚上有太冲、涌泉等穴位，通过点按，能疏解成年累月积的压抑。足厥阴肝经下脚趾，按脚能疏肝解郁！

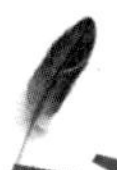

26 期颐堂诗

92岁的长寿诗人龚明之，曾做过一首名为《期颐堂》的诗：

不服丹砂不茹芝，老来四体未全衰。

有人问我期颐法，一味胸中爱坦夷。

这是寿登遐龄之命。因此，我希望胖哥不单练出一双神奇按摩的手，而且能修成一颗与世无争心，心胸很宽广，可以从事按摩七十年，活到一百岁！

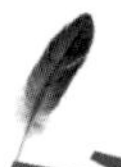

27 世补斋对联

世补斋有位进士，曾写过一副斋联：

最有味卷中岁月，定自称花里神仙。

就是说最有味道的是书卷里头的日子，因为读《庄子》可以豁达，读唐诗则豪放，读《易经》则多变，读《楚辞》则忧怀，读经典则正气充盈，读各家论述则聪明伶俐。

堂口认为，按摩也像书卷中度日。按老人则舒缓，按年轻人则活力，按中年人则志气高超，按小孩则童心无邪。

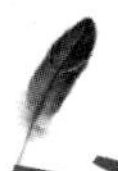

28 骨质疏松

商店的老阿姨，七天前掰蒜头蹲着都受不了，长吁短叹。中正为其做七天后，现在她反映说，蹲大半天都没事。

年老腰松，西医叫骨质疏松，不能久坐久蹲，通过点按穴位，令筋骨固密。就像大风来时，松动的竹签容易吹倒，使劲扎入泥地的竹签就纹丝不动。按摩有稳固筋骨的作用。

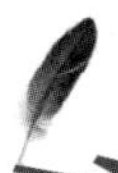

29 筋松动

何大妈腿抽筋很严重，小程为她做完后，几乎没有再犯过。

堂口认为，抽筋叫筋松动，好比螺丝松动，拧紧它就好了。点按穴位，筋就不松动了。因此，在我们这里抽筋是必治的，一个治不了抽筋的按摩手，不是出色的按摩手。阳陵泉、承筋、太冲等穴位，都能缓解抽筋。这是古医书上记载的。

所以穷不读书，穷根难断。一个人本来没有什么技术，如果再不好好读书，估计要一辈子受穷。

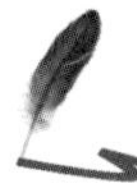

30 外关与内关

营盘村老妇，四指麻痹，不能伸展，王伟没经老师提点，便帮她挑外关点按，四指活动自如了，如雄鹰展翅的感觉。

这是王伟坚持听课不断，记录不断的结果。所谓厚积薄发者，王伟是也。我以前讲过，外关就是向外面管的穴位，你的四肢百节阳面都属外关，内脏六腑阴面就要按内关。

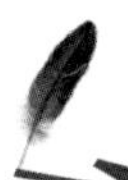

31 穴位开关

陂村老妇，心中如有兔子撞上撞下，不能平复，医院诊断为心动过速，王伟仔细思量，便在她心跳上下平行的尺泽那里寻找痛点，点按完就平复了。

仿佛进入一间漆黑的屋子，如果没找到开关，胡乱瞎摸皆是惘然，一找到开关，一点就亮。穴位乃人体健康之光的开关，必属于认真的人才能找到。

《大医精诚》记载，医道乃至精至微之术，不可求之于至粗至浅之思。粗鲁肤浅，很难有什么成就，精微细致，必将成为众人希望的曙光。

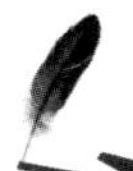

32 深度睡眠

人有大病怪病，如何令其渐愈，必从好睡眠开始。疲劳入睡，一觉而醒，中间一无夜尿，二无失眠。如果常在某个时间点醒来就要多按相应的某条经络，比如子时对应胆经，丑时对应肝经，寅时对应肺经。

千万不要小瞧半夜醒来的问题。倪海厦师父讲，老是两三点醒来，年长月久，肝就铁定要出问题。解决了半夜醒来的问题，就可以把肝病拒之门外了。要知道，王道无近功。一天两天睡好觉，只是有精神。一年两年都能睡好觉，那就龙精虎猛！一辈子睡好觉，那就是得到华山陈抟睡功真传，就是在修道。

要把好睡眠当做头等大事来做，没有深度的睡眠，就做不出惊人的事迹。学力根深方蒂固，功名水到自渠成。有了深度的睡眠，思想会深，目光会高远。身体恶病就是从浅睡眠开始的，而按脚直接引气归田，息必归田，卧必安眠。长寿健康，从深度安眠中得到。

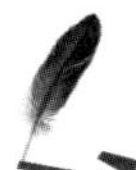

33 出车入马

侯哥高血压，不听话，总是开车过来。堂口认为，管住嘴迈开腿，顶得上一年的脚底按摩，他说，明天一定走路过来。

苏东坡讲过，出车入马，瘫痪的征兆。养尊处优，何止有三高，久了甚至会瘫痪。

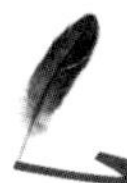

34 桂附理中

我从桥西经过，饭店老板看见，特地跑出来感谢我，非要请我吃饭，高兴地说，曾医生，在你那里吃桂附理中丸，我的胃泛清水的毛病好了！

我说，饥时吃饭饭是宝，饱时吃饭饭是毒，我吃饱了，下次吧！桂附理中丸能治老寒胃，经验之谈。

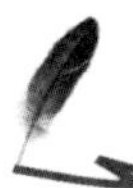

35 熏艾治胃胀

福香姨饱食后胃胀、心慌，气都喘不过来，我随手给她点了根艾条，指着她手镯周围的内关穴，让她自拿自熏。半条熏完后我回来，她说打了好多个嗳气，现在好了。

熏内关可以打嗳。古医论讲，内关胃心胸，内关这穴位就是管胃、管心、管胸的。我没帮她按摩，一根艾条就解决了，前后只用了点火的五秒钟，跟交代的五秒钟，十秒钟解决胃胀。

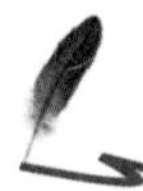

36 学带人

小雨九岁，父母离异，人沉郁，问堂口能否带他。

堂口认为，学艺是最基本的，学成以后帮带他人是最高尚的。学艺七天就可以，带人功夫要七年。

堂口的精华不是点点按按，而是点点拨拨。点按的是人体经络，点拨的是灵魂心脑。虽然小孩子顽皮难教，如椰子壳难撬，可一旦你撬开来就有甜美的椰汁好喝。虽然顽病难治，但如果攻克，会获得很高的成就感。高手不能够保证可以解决每个问题，即使目前暂时不能攻克，也不能回避，如果回避，会在成功路上处处设障，最终功亏一篑。

因此我打造的胖哥，初阶是完成艺术，中阶是完成传艺，高阶是完成人格。

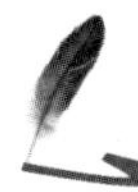

37　点按关节

堂口总结出一套方法，通过点按关节缝隙，能令筋骨致密，专门对付身体要散架的疲劳久虚之人。中正、太宝极善此道，患者反馈说，来这里按了以后，感觉特别有精神。以前割草疲劳，三五天都恢复不了，在这按一次就好！

点点按按，病去一半。点点按按，神清气爽。古人讲的是至理。病人一受点按，自动咬牙握固，五脏十二节都像龟缩一样致密，通过推揉，自动舒展放松，十二经脉犹如江河一样喷流，一松一紧间，至道显现。即便初学如胖哥，现也有把握让顾客在一次又一次的舒服之中疗愈疾苦，真是疗伤愈病不能舍按摩，愈病岂可忘推手。

38 气息归田

坡头圩有位老伯姓曾，讲话气都上不来，更别说爬楼梯了。半个月前来按脚，加服补中益气丸。现在说，不光气喘匀了，上楼梯也没问题了。他以前也吃补中益气丸却没有这效果，就是因为没有按脚。按脚能助气归根。

《道德经》讲，归根曰静，静曰复命。按到人气气归脐，息息入足，人清静放松，就是修复生命。我们堂口按脚的指导思想是《道德经》。

39 仲景学医

有个顾客屈伸不利，王伟通过点按给他治好了，原来只能坐马桶，现在可以蹲厕所。

按摩可以返老还童，不相信可以一试。古代达官贵胄身边必有按摩手，随时为他们保养身体，延年益寿。

张仲景说过，学医学好，“上可以疗君亲之疾”，成为帝王将相身边的红人；“下可以救贫贱之厄”，能够施医赠药，成为苍生大医；“中以保身长全，以养其年”，中间可以养生长寿，年半百而动作不衰。所以学好按摩养生很重要。进可以摘取功名，退能够保家安宁。出可兼济天下，入能独善其身，不用托命于医院。因此张仲景虽然当太守大官，但他也坚持学医。

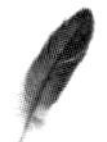

40 点按与点化

我下午刚到新和村，三个人上来迎我，问其原由，说，一位老太，心胸憋闷，坐在门口起不来。我去只给了她一节艾条熏内关穴，没过多久，老太就好了，村民称赞我是神医，叹为神奇！纷纷也要跟从诊治，真是口碑无翼却会飞。

为患者按摩治病，那叫点按。若递给一根艾条，教他熏内关，并讲解内关与胃、心、胸的联系，这叫点化、点拨。懂点按的是技师、能手，懂点化的就是明师、高手。

用点按叫形法，用点化叫神法，《内经》讲“形与神俱，而尽终其天年，度百岁乃去”，就是强调要形神兼修。

41 艾条解救

我在新和村的时候，一位司机的儿子长期患鼻炎，准备去动手术，孩子就像陆地上的鱼一样，用嘴呼吸。我递给他两根艾条，教他熏合谷跟迎香穴，儿子一天都没有堵鼻子，又坚持熏了两天，说不用做手术了！现在见到我，必下车敬礼。

秘诀是什么？面口合谷收。就这五个字，读会了就是高手！多少学生说，这句话我知道！但你从来没有学以致用。老师舍得一条条艾条往外送，并且交代细节，你舍不得，俗云“布施得智慧”，再加上合谷确实是头面孔窍的开关。《阴符经》讲“动其机，万化安”。

因此胖哥他们一定要学穴位。先学完反射疗法，再学传统穴位。我现在车篮多了几根艾条，见人危难处，赠艾条以解救之，只要找准穴位，必效如桴鼓。

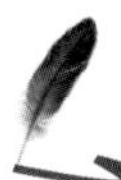

42 妙观察智

我见患者因胀痛皱眉，想给他点根艾条，手头没有艾灸盒，病人痛得根本没法自己拿艾条熏，也掌握不了火候。我往四周一看，桌子上有烟灰盒，叫他把艾条放进烟灰盒，手放上面薰。这样手放得舒服，人也灸得愉快，我也不用劳神费力去拿艾条，灸完胃就好了。

启动妙观察智，你才能打赢一个又一个漂亮的临证案例。这个书上没有教，需要你去触类旁通，闻一知十。

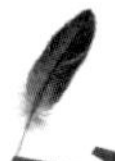

43 抗老三招

八十多岁的老瑞叔，据说年少时曾学过武功，不但身体强健，还可以点穴。时过境迁，如今讲话如蚊嗡猫喵，声音极其低馁。通过抗老三招的治疗，即补中益气汤的托补，加上太宝、婉瑜的艾灸点揉，他的儿媳妇说，老爹现在声音明显亮了！老人家也说感觉大好。

因此，堂口总结一套缓解老人疲劳虚馁百病的妙招：一灸足三里，二按揉涌泉穴，三服补中益气丸，此乃抗老三招，屡用屡见效。

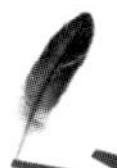

44 药片依赖症

邻村阿婶高血压，只要没按时吃降压片就会天旋地转，做不得好人。她叹气说，我宁愿做牛做马地干活，也不愿受这病痛的折磨!

中正、王伟立马想到内耳迷路反射点，能平肝定眩。《黄帝内经》讲："气从以顺，各从其欲，皆得所愿。"气往下顺的时候，不但眩晕解，对西药片的依赖也可以解除。我们不但可以治病，还可以治药片依赖症。

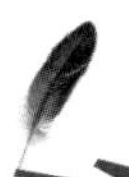

45 耳穴治失眠

小程睡眠不够深沉，榆羚、婉瑜为其点按耳穴后，原本睡眠如漂在水面的，现在如石沉水底，仅点按小小耳穴而已。

小程平时读书用心过度，因此常失眠。心与肾要交泰才有好睡眠，按脚能心肾交泰，按耳也可以，因为，肾主腰脚，肾开窍于耳。有人的耳比脚敏感，所以点耳朵更有效。而且耳比脚更方便点按，随便哪里，皆可施治。

因此，不但要学会耳朵反射疗法，还要用中医理论心肾相交来看点按耳朵治失眠。

46 避风如避矢

我看胖哥早上给病人按摩时门没关严，让风穿堂，这属于按摩大忌。给顾客按摩时，要注意避风，《黄帝内经》讲“避风如避箭”，要像避箭一样去避虚邪贼风。

民间讲风水，秘诀是藏风聚水，藏风就是不要被风吹到，聚水就是别让雨淋头。泡得水快快跟被风吹得寒风刺骨，不但按摩不能治愈疾病，还会加重病疾。因此，师父要及时提醒！

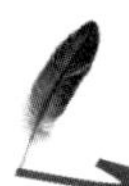

47 胆结石秘方

广西的曾大叔，胆道有结石，痛起来冒冷汗，脸发黄，自从服用了广西的金钱草，加上刮按阳陵泉，大半年都没再出现这些症状。有次体检发现，小结石没了，黄浊的脸也变得透亮了。他吃了一个月的药，拍打刮按坚持了半年。

幸福跟疗效可能会迟到，但对于用心精诚的人来说，真的永远不会缺席。大家要记住，金钱草颗粒，或金钱草熬水，胆结石中症轻症，不用大费周章出大金钱，就可以轻松解决。这方法用在十多个人身上都有效，但治疗时必须注意，不要吃辛、辣、煎、炸的食物，不要熬夜。

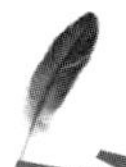

48 痛风妙治

海南痛风的李大叔，搞建筑的，应酬太多，痛风发作时，痛得没法开车，下决心一定要治。像这种不到黄河心不死的患者，真回头了也很快，马上戒掉烟酒和海鲜，服用大黄苏打片，尿酸下降了，红肿消除了，痛风好了，前后只用了一个月。原本准备两万块钱来治痛风的，结果花了不到一百块钱。当然期间也有推拿足三阴经，以助水湿回流排泄。

大黄苏打片很便宜，但不要认为便宜就瞧不起它。英雄起于草莽，圣哲生在土屋。好药便宜，万众多期，特为之记。

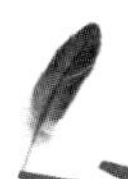

49 坚持定课

倾盆大雨，十公里的路程，胖哥照样风雨无阻来上课。苏东坡讲，能为岁寒枝，其乃松柏也。不要做顶不住寒霜的野草，要做耐得住磨砺的松柏。

能不能按好病人是其次，坚持定课不缺才是主要。只要定课不断，功夫圆成，自然手到病除，满载口碑！

50 三道防线

按完脚后，一能睡好觉，二能开胃口，三能让脚底板暖洋洋，这三道健康防线守住，就是在好转。这三道防线失守，身体就在恶化。这三道防线也是勘验一个按摩师水平的重点。

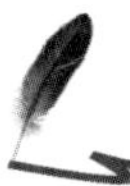

51 老司机

据说，大领导请司机，首选出过车祸的，没出过车祸的往后排。一般人匪夷所思，不明原因，因为一般人出事后会更小心，所以老司机开车都比较慢，很稳。

望大家推揉的手法更均匀持久，像拆老屋那样，像挖出土文物那样，像拿着鸡蛋前行一样，小心胜千金。因此领导请司机，请的就是小心。只有那些到过黄河边，见过棺材的人，才会特别谨慎小心，战战兢兢，如临渊履冰。

老中医开方也是这样，《道德经》讲，慎终如始，则无败事！

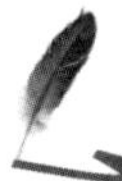

52 功夫自修

不爱练功的学生，上升的空间很有限，到关键的时候就顶不上去了。有朋友说，经常看到胖哥，有时手中拿有砖，有时没有。我就知道，练功疏忽了。间断的火烧不开水，练功如果三日打鱼两日晒网，也练不出龙精虎猛。功夫就是不需要监督的自觉练习。

因此，家里要放三块砖，这里也要放三块砖，随时往来都有砖拿，练完一个要练两个，先用五个手指抓，最后用三个手指，由换手十次变成换手一次，最后不用换手就出师了！要记住，知识可以点化，功夫必须自修。师父领进门，修行靠个人。

53 四大忠诚

摆渡人讲，过河没钱走双次。你到河边想过河，但忘了带钱，还得跑回家一趟，浪费了时间跟体力。学子也是，诚心不发，他要拜两次老师。对一个老师不够忠诚，他到另一处还得从头再来。

堂口认为，拜师要有四大忠诚，一忠诚父母，二忠诚祖国，三忠诚师父，四忠诚基础。穴位的背诵跟力量的锻炼就是按摩的基础。

《菜根谭》曰：

基不固，未能有栋宇坚久者；

根不牢，未能有枝繁叶茂者。

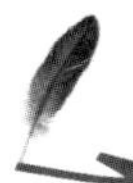

54 按脚制躁

十岁的小环患小儿多动症，长辈都管不住。降得浮躁之气定，乃读书第一道坎。如果吃镇静药，人就会变得比较呆。按脚不但能制躁，还可以保存灵敏天性。是药三分毒，别动不动就吃药。

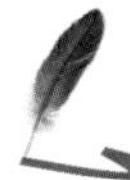

55 锻炼神器——雨衣

有人不喜欢雨衣，觉得黏滞，但我到军体院拜访教官时，发现大家短跑居然穿雨衣，因为发汗快，锻炼效果显著。

原来雨衣也是锻炼神器。用锻炼的意识，才能得万物之长，达到物尽其用，人尽其才。光用雨衣来避雨是小用，用雨衣来练体，是大用。

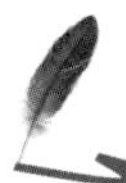

56 按手的秘诀

胖哥说他不会按手，其实按手的原理跟按脚一样，力求暖和。自立为王，他立为相。自己站立能成王者，靠他人帮助站立就会成为辅助他人的人。

按手的秘诀也在于渗透、持久、均匀。拿出老伯母槌地豆、磨黄豆的耐劲，可以把字写好，把手揉暖，把经络揉松，把穴位按开，把皮肤揉发烫，就成功了！

57 堂口息诊

堂口为何息诊？

效仿文景之治，休生养息。不懂得休息的人，不是会工作，干事业的人。同时，也要息掉外争外求，名闻利养之心。

“息”同爱惜的惜，泛泛的义诊，不一定人人会珍惜。精致的调养，回馈的都是赞赏。

最难的就是本地行医布道，客家俗话讲，莫杀本地猪，莫教本地书。自家的孩子最难教，为什么？四个字：熟而失礼。大家相互熟悉，礼敬之心就消去。

所谓敬胜百邪，失敬则招百邪。故堂口成在敬，败在失敬。古代一个军队路过天子之城，马上的将士居然没下马敬礼，一老人预言他们必败无疑，结果果然败了。验证了骄兵必败，敬兵必胜，又叫哀兵必胜。哀兵是很认真严肃的，所以成功的机会很高。所以这次清明，拜的不仅是祖先灵位，更多的是整齐严肃之心。

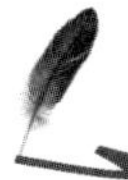

58 功德言三不朽

王伟把孟婆的高血压降下来了，孟婆拿来糖果答谢，其实只是举手之劳，不值一提。但是王伟这种照顾让年老者安心而且立了德，而堂口又重视言教，文字记录，所以把这案例写下来，传了言。

故曰：功非德不立，德非言不朽，又叫德非言不传。大家能借这言传身教，领悟到按摩大道，梳理脚部，可以活跃周身细胞。点点按按，于顾客患者能缓解疲劳，于国家世界的太平亦有不朽功劳！堂口将按摩不是定义在按脚，而是将它定义为功、德、言三不朽来经营！

59 走百穴

形意门有一种走百穴的疗伤内壮之法，太宝有练，就是父亲帮儿子在肋骨两侧做推拿。

肋，连的是肩背。把肋舒展开来，人就像肩背长了天使之翅膀，呼吸顺畅，汹涌澎湃。所以开百穴、开肋骨，人的潜能会激发出来，体魄会达到一种登峰造极、不可思议的状态。古代碰到瘦弱不堪的人，进功夫门，就用这招推拿捏揉之法，美其名曰脱胎换骨，重塑肉身。总之，刀不磨不亮，人不练不壮。

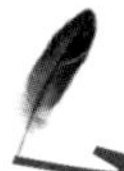

60 心火下引

老人以往吃肾气丸都会上火，但按脚以后，吃双倍剂量也不会上火，夜尿也没了。

因为按脚能将心火往下引，按脚就等于服了川牛膝加肉桂，既伏火又归元。气气归脐，寿与天齐！引火下行，不光医病，还延年命。

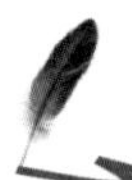

61 先松土再施肥

贫血的老妇，起来就眩晕，我让她先按脚再服药。她问为何?

先松土再施肥，此乃农耕之理。打通经络再用普通的八珍汤、十全大补，病人气血一下就满壮。据说，沟渠没打通的田地，稍微下点雨就泥泞不堪。水沟挖好，即便倾盆大雨，也能顺利疏导，吞吐疏泄，不成问题。

因此，经络畅通，脚按到柔软的人，饿不会心慌，饱不会撑胀，多饮不会水湿泛滥，多劳累也不会神疲乏力。就是《黄帝内经》讲的“志闲而少欲，心安而不惧，形劳而不倦”。

古诗云：莫放春秋佳日过，最难风雨故人来。千万别放掉每一天读书的好日子，最难的是朋友、弟子迎着风雨都来学艺、读书、赴会。

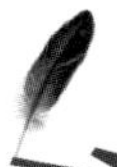

62 血糖线

常哥血糖飙高，准备吃西药，听闻堂口懂得推血糖线，慕名而来。所谓推血糖线，其实就是肝、脾、肾三阴经推小腿，中正、太宝为他连环推，推到滚烫发热。像油，天冷时会结成白块，在锅里就会被化成水。中医认为血糖也是阳不气化的产物。

十天后他去复查，血糖正常了，特别高兴，一定要请中正和太宝吃大餐，表示感谢。

学堂反馈说，常学常习，永葆寿康。让一个顾客摆脱终生药物依赖，这并不是什么难事，但如果全民都懂得推揉自求，普及经络穴位，家中少病人，台上不存药，何其快意舒调!

63 传功不传火

现在人的身体状态，应以轻柔舒缓的按为主。不要贪功进取，慢工出细活。心神越弱的人，或者长期失眠的人，按重了，超出他对痛的忍受，他会晕过去。

总之，传功不传火。功法套路招式，老师都教你们，但对男女老少，强弱虚实，你按的手法和力度要特别注意。比如闹市，你就不能开快车，高速路你也不用开太慢；乡村小道多的，要鸣笛；弯道要特别放缓。

总之，大众的身体正如《八大人觉经》上面讲的“人命危脆”，那我们手法就要用《道德经》所说的“慎终如始，则无败事”！

64 姜枣茶与枣姜茶

有的老人体虚怕痛，按的力度大则眩晕、畏惧，即便先给她治好肩膀，她照样没精神，气血跟不上，仅仅是短期疗效尚可而已。那就先用枣姜茶、艾灸盒，内外加温，即使按摩，手法也要舒缓。就一句话，粮草不足，兵马未到，别急着开城门去打仗，先死守再说。

粮草一绝万众散，脾胃一弱百病生。

有些人吃得了辣的，可以姜枣茶，辣味为主；有些人吃不了辣的，那就枣姜茶，甜味为主。

每个疑难背后都有智慧，每个问题都隐藏着知识，去思考、研究、解决，人就会提高，这叫不经一事，不长一智。按摩店面，只要掌握了能量气血的补充，加上经络的梳理，几乎可以立于不败之地。

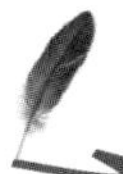

65 读书与按摩

昨天彭老板说，你教授的弟子，一个月就能开店，根本不用读多少书。

我说，你不读书只学按摩，最多是一个技工，顶多做成精兵。你如果读好书再学按摩，你就能成为技师，可以成为强将。关云长他还要读《春秋》、兵书。六经根柢史波澜，读了经史，人才有力量，能创出澎湃事业。

从来名士都耽酒，未有神仙不读书。像胖哥每天按完两个患者后，就要读两页书。不读书，可能有前途，但绝对不会有远大光明的前途。

66 病人给的成就

西山村的大哥，胆火旺，晨起必口苦。将四逆散加蒲公英二三十克，一两剂就可以好了。可你要病人相信你，肯吃你给他调理的这个方，却要用三年。老一辈讲，年轻打名气，老了就吃名气。患者来看病，这是给我们送机会，不能认为患者是在求我们。

《医道》上面有这样一个情节：主人公许俊，认为自己功劳高，师父就把他逐出师门。道人点化他说：是病人给你机会，你是踩在病人肩膀上才成就了自己。许俊豁然开悟，重新被纳入师门，最终成为一代大医！

因此，会治疗口苦没什么了不起，是无数个病人给了我们成就。把心放平，这是真了不起。名言讲，无知障碍不了人，傲慢会毁灭人。曾公讲，傲为凶德，懒为衰德。懒最多衰一点，但傲会有凶灾，因此傲比懒更可怕。

67 导龙入海

曾姐眼黑目眩，此乃肝阳上亢，小程为其连续按摩三天，眩晕现象消失。可见，按摩能导龙入海，平肝潜阳。

几乎所有病人都会反映说，按完后双脚暖洋洋。医籍上讲，水浅不养龙，水寒不养龙。肾水亏虚，肾阳不足，也会让血糖飙高，头晕目眩。一把脚按温暖、柔软后，立即呼吸顺畅，血压下降，呼吸平稳。因此，小程已经掌握了治高血压的推拿按摩手法，他从此专打降高血压的牌，驾轻就熟。

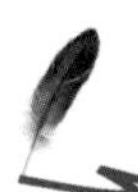

68 软暖缓三字秘诀

古语言，一言之辩，重于九鼎之宝，三寸之舌，强于百万之师。

长征时期，大家信心低馁时，主席高瞻远瞩提出坚持就是胜利，鼓励大家做出打持久战的准备，最终胜利了！

堂口时常遇到疑难怪病，慢性阑尾炎、肿瘤、心脏病。无论你以前怎么治疗，只要将病人的脚按暖，呼吸按深沉，睡眠按充足，你都会大病化小，小病化了。一句话，持久渗透均匀的点按，一定能变化气质，脱胎换骨！让病人树立自信心，就是提高他战胜病魔的战斗力！

无论按手还是按脚，秘诀只有一条——软、暖、缓。这是养胃三字，也是手法窍诀。将他硬邦邦的筋骨按柔软，将他冷冰冰的肌肉按温暖，将他急躁的性情按舒缓，没有病痛不能减轻，没有大病不可疗愈。

所谓要言不繁，传心之要，常寥寥数语，软暖缓三字而已。今天有文龙从三十公里以外诚心来求道，堂口不愿意让他空手而归，因此传他自信三言，字字都不轻于九鼎。所谓祖师传秘诀，莫向庸人提。这三字就是秘诀。

69 忠厚出师易

胖哥、太宝、文龙容易成才，因为他们勾心斗角少。按摩保健这一行，越忠厚的人，越容易出师，虽然有技巧和技术含量，但品性更重要。盲人可以将店开到人满为患，因为他珍惜每一份缘，忠厚待人。

学习技能，既要考验你努力，也要考验你放下，放下心脑自私的较量，懒惰的纠缠，运动起四肢手脚，长此以往，成就不可小瞧。

70 善记录

文龙初学手足反射疗法，应该重视记录。笔记文录，文心雕龙。你做好的每一例，如夜尿、抽筋，或脚凉，都要记。像燕衔泥，蜂筑巢，滴水虽微，渐盈大器。你如果不记，连跟老师谈论的资本都没有，你继续往深处研究的台阶都不具备。

古代那些牛人，都有一个特点：微善必录。看仔细了，是微，不是小，微比小还要小。你把患者脸上的一个小斑点做没了，这都可以是案例。鼻塞通了，也可以成为你的战果。

故曰，不会记录的学生，在堂口喧里是无法出徒的。堂口的学子，出去要文光射斗，要笔采增辉，无论在哪里，都要带有文教的使命跟职责。

71 手法无价

敬叔老寒腿多年，按了三天，得深睡眠，脚凉转暖，说以前吃药都达不到这效果，就连最贵的金钗石斛，号称“中华仙草”，也没吃出按脚之效。胖哥的手法让他折服，即使诊费再贵，也愿意一掷千金。

堂口没有向任何顾客讨钱，堂口带给他们的是感动和惊喜，因此他们慷慨解囊，乐于奉赏。可见，用心读书，一字千金；用心按摩，也同此理。手艺无价，学习有值。

72 药穴结合

建平叔曾经得过胆囊炎，急性发作时老是肋痛，自从学了反射疗法后，加服消炎利胆片15天，到现在，几个月都胆不痛，肋不胀，口不苦，到医院一检查好了。便宜普通的药，加上点按穴位反射疗法，内外兼治，效果奇特。

因此堂口提倡，如果在中成药说明书里头，附上点按穴位经络之法，便更人性化，更贴心，更能根治疾病，药的名气就更大，更能立于名药之林。

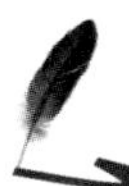

73 足心术走出国门

祥婆的小孙子多动、急躁，《黄帝内经》讲“静则神藏，躁则消亡”。人平静了，就会长得丰满圆润，急躁了就会消肉，剩下皮包骨，长不壮大。因此张依健为孩子按太冲、解溪等穴位，就是让他安静平定。人长得丰满后，躁动自然就和缓了，此乃以静制动之理。按到引气归穴，可以让人静则神藏。

养生谚曰：“自静其心延寿命，无求于物长精神”。堂口不是看到治疗这一个躁动患者，而是看到整个社会电子产品横行，孩子易躁动的现象。将来足底按摩之法，应该成为学校之课程，中国人出国门就会足心术，走哪都能发家致富。只要有人在的地方，就需要保健。不破皮，无伤损，环保绿色的足心术，没有人会拒绝。

74　心肾交，睡眠好

二村一老人平日目涩不能望远，连按五日得沉睡效果后，早上说：我眼睛恢复了五年前的样子！

五经富客家话，把睡觉称为睡目，睡能养眼，睡能美人，足底反射能让你心肾交，睡眠好。因此眼力恢复，七十老人还能穿针，明察秋毫之末。

昔日苏东坡也推崇按脚能明目，说：

学士学按脚，只为双目明；

又能睡好觉，事事看分晓。

75　摇丹田

王伟感叹，有众多养生招法，不能令顾客闻而行之，深以为苦。《道德经》讲：“上士闻道，勤而行之。”能像胖哥这样听闻拿砖就勤而行之的，凤毛麟角，非常稀少。大部分人是中士，听闻圆运动、站桩、八段锦、拉筋拍打好，都有心学习，但不能坚持，没有引起重视。

老师专门为懒人量身定作“摇丹田”一招，就是像不倒翁那样，和缓有序地摇来摇去，只要摇半小时，晚上就能睡好觉。这招灵感来自于儿童哭闹时，回归摇篮，安神定志之举。我们都睡过摇篮，听过妈妈的摇篮曲，因此每晚点按后，再让患者在凳上摇丹田，放上舒缓的音乐，这样如痴如醉，忘我注内，身心的修复就非常明显。

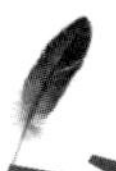

76 灵感在现场

西山村的老妇，早上老杨为她点按后，反馈说眼睛明亮了。按摩能令暗目重生光辉。如蒙尘之宝剑，磨后会重光。古人言人老珠黄，老了眼睛会发黄，白内障，点按后气血循环，眼珠生光，更加明亮。

所谓刀不磨不亮，通过点按脚，眼睛也会明亮，这是从实践中老人的反馈得来的。因此，灵感在现场，出路在实操。

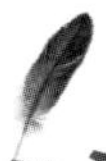

77 骨膜推拿

七叔原本牙齿松动，按了一周以后，说现在嚼饭大力都不松了。

穴位乃螺丝，久不点按，则松动，拧紧则固。

堂口秘诀，在骨膜上推拿，叫入木三分，力透筋骨，可以固齿。中医理论叫肾主骨，齿为骨之余。

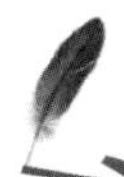

78 去湿毒

喜叔七十岁，脚湿疹很重，他说感觉死神的镰刀在割自己的脚。王伟为他点按脚趾末梢以及八邪，血气对流，湿疹就减轻了。

为何很多清热解毒的药治湿疹、湿毒，容易复发，不能断根？因为它们将毒降到脚下去了。吃过多清热的，脚又会发凉，毒走不出去。去毒之法，在于脚底温化，再配合食淡茹蔬，效果神奇！

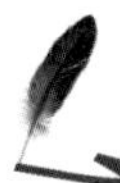

79 见怪不怪

塔嫂厌床，听过厌食纳呆的，第一次听厌床病，就是讨厌睡觉的床，恨不得丢了它，觉得床有荆棘，辗转反侧，难以入眠。太宝为她点按梳理三日，厌床之症大减。主要点按在心胸、背反射区，可治神志诸疾。现在觉得床很松柔，转瞬入眠。

像这类怪病，一般地方都检查不出，但穴位点按却可以搞定。你说神不神奇。所谓神奇见惯亦平常，我们见多奇迹后，就觉得稀松平常了。

将来希望省市电台或央视，来拍我们的案例，以助长中国正气！我们可以现场做示范，来一百人，调七天，用大数据统计，使得中医按摩之术让更多人了解，世界疑难之病的攻克，更多是国之重器！

80 小穴大效

营盘村的兰姐，几乎没有一个晚上能沉睡，而且手也痹。小程为她推拿点按五天，药方未开，效果已来。那种晚上痛，一觉到天亮的喜乐感觉溢于言表。真是牡丹花好空入目，枣花虽小结实成。

无论胖哥、老杨，还是小程，他们巧手点按小穴位，都可以取得大功效。因此堂口认为，应该出一部《小穴大效》之书，于振兴中医有添砖加瓦之功。

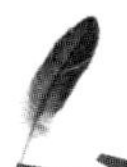

81 鼎三足

今天王伟买了三本《徒手疗百病》回来。

笔弱常临名法帖；辞穷重读古书籍。如果胖哥没有好好读这些书籍，他就不会对答如流，让人钦佩。因此，练功、按摩跟读书，是鼎之三足，缺一不可。

82 沉睡

《难经》上讲，年老血气衰，肌肉不滑，营卫之道涩，故昼日不能精，夜不得寐也。六村的老妈说看电视时想睡觉，睡觉时大脑如同放电视，每天浑浑噩噩，无精打采，特别痛苦。

太宝为她按了四天，手在脚上游走，如龙飞凤舞。闭户练功忘岁月，出手按摩走云烟。现在她说，十年都没有睡到日上三竿的感觉了。沉睡以后，容光焕发，自沉睡中来，龙精虎猛，自发汗出。

83 树枝与树干

今日，利军的母亲经按摩后，硬绷绷的脚筋变松软了，走路也不再艰难。

虽说涓涓细流，未能兴风作浪，但星星之火可以燎原。仅攻克一个踝关节僵硬症，便可扬名立万。你打一两根柴枝，只能煮一两顿饭；砍下一根树，得到一屋子的柴枝，可以做一个月的饭。

攻克疑难杂症，是学子获得大收益的必经之路。身上有功夫，手下可以做出风云。夫顾客病人要砍树枝，夫医生同行叫斫树干。

84 推通膀胱经

西山村一老人膝盖不能打弯，通过站拉筋板得到舒缓，今天送来两箱面表示感谢。衰老就是筋缩的过程，推拿后就温化舒展了。骨正筋柔，气血以流，何疾之有？堂口门生之所以自信，因为懂此理，筋通木，通春，按到温暖如春，何病之有？

筋长一寸，寿延十年。不单指筋变柔，舒展了，也代表身上的春生之气长了。无论老寒腰、老寒腿，劳损腰背，记得口诀：颈肩腰背膀胱经。将脚下的膀胱经推通，都能减轻整条后背的病痛，这叫满架葡萄一根藤，千叶一枝干。

85　易治高血压

今天捷报传来，血压90/140mmHg居高不下的司机，太宝为他点按七天后，去医院复查血压：70/ 110mmHg，正常了！他兴奋地说，在这里做完按摩，开车都不焦躁了，宽缓很多。

究其理，按摩能让血管经络变宽大。大自然河面狭窄的地方，水流就急，压力大；河面宽阔，水流就舒缓，压力小。点按能够温通脉络，舒展筋骨，血脉自平。不叹高血压难治，唯叹世人对脚底按摩穴位之法不知。因此要立定脚跟竖起脊，展开眼界放平心。

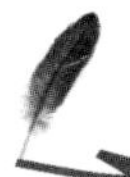

86　虎口夺食

一中年人腹胀多日，每日进餐前必愁。于是来堂口寻求帮助。堂口教其点按合谷穴（消食穴，万能穴），回到家中自己点按，老母为之惊奇，为何有如此大的食欲，吃嘛嘛香？中年人回答说：按摩之效也。家人啧啧称奇。

按摩有效的三大标准是：手脚变暖，胃口变大，心情变好。

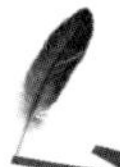

87 免疫力强则哮喘无

高村的高某，哮喘多年久治不愈，经森哥介绍来到堂口，堂口为其点按脾脏、额窦等反射区，连续点按五天，每日两个半小时，哮喘大为减轻。高某竖起大拇指说，真神！

可见反射疗法，简单易行，效果显著，无副作用。

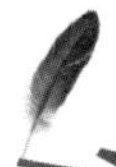

88 按脚明目

高村的一位电焊工，常觉眼睛干涩，点眼药后仅可缓解一时。

早上老杨为其点按脚底反射区，反馈眼明亮了。所谓刀不磨不亮，通过点按脚，眼睛也可明亮，上病下治——这是从实践中反馈得到的。

因此，灵感在实操中来。

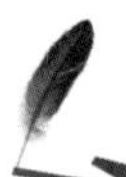

89 如何收工？

今日老胡帮曾师按摩，按摩完毕师问，如何算做完收工？

老胡停顿一会儿，不知如何作答。师用手沾老胡手臂上剩余的油，涂在自己手上示范，并谆谆教诲说，按摩后要好好对待自己的双手，可开八邪，可点按手腕周围原穴等。

犹如自己的工具使用后要擦抹进行保护，以便工具长久耐用。

众师兄听后豁然开朗。

正所谓：工欲善其事，必先利其器！宝剑断发急需磨，按完摩后手需养！

如此，方可以让自己功力不断增长的同时而避免内伤，最终成就圆满的事业与人生！

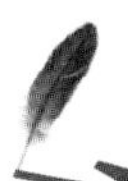

90 跷二郎腿的危害

今日堂口来了一位中年人，他说身体不适想来调养一下。一坐下，立马跷起了二郎腿。这时，老杨说："常跷二郎腿，坏了背和腿。"顾客问怎么解释？王伟说，跷二郎腿，易弯腰驼背，造成腰椎和胸椎压力分布不均，长此以往，就会压迫脊椎神经，引起下背痛。

而且对于男性来说，常跷二郎腿影响男性生殖器，严重者可导致不育症。

旁边按摩的人无不觉得受益匪浅，竖起大拇指说，没想到来堂口按摩不仅身体舒服，还能学到养生知识。

可见，一名出色的按摩师，不单要手法纯熟，更要教学无阻，诲人不倦。

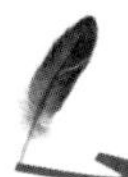

91 扁鹊六不治

胖哥为一患胆结石的中年妇女按脚四日未有效，胖哥不解，详细询问后才明白，因她饮食无节，不听医嘱。

扁鹊《六不治》曰：衣食不能适，三不治也。

故收录进来，写成案例，以警示后人。

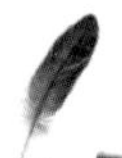

92 经期头痛三穴

一少女每次经期来必头痛欲裂，来堂口调理。王伟叫她按足三里、太阳穴、印堂三穴，并叮嘱保身四要。少女如获至宝，天天点按，自此后经期再无头痛发作。

授人以鱼，不如授人以渔！把一个病人治好不稀奇，把一个病人打造成会自救的医生才是无上的功德！

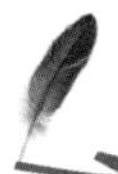

93 病源

王伟兄遇到一例长期睡眠不好的阿姨，平常这类患者头痛反射区一按就好，可是这个阿姨却很奇怪，头痛反射区不痛，但每个脚趾的两侧都很痛，不知何故，请老师解答。

师说：“两侧属少阳，她这就是肝胆情志的问题，这是病源，整天跟丈夫、跟家里闹别扭，斗气，病痛在头，源在肝。

知道了原因就好解决了，但冰冻三尺，非一日之寒，治愈不能一蹴而就。只要她每天自己坚持按脚，或者重跺脚，把精力都归到一处，不去纠结生气，一个月下来，没有不好的！”

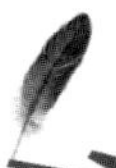

94　不起眼的共法

今天曾师讲到三十六行共法。

什么是三十六行共法？

师说：“共法，就是行行业业都用得到的共通法则。就像我教胖哥减肥的心志功夫，大声朗诵法，跪坐法，听写记录法，还有背诵记忆、快准狠、仁智勇、信达雅、吃苦耐劳这些品质跟精神等等，看似不起眼，实则很关键。用于你去做企业、做工、经商、行医、写文章，还有拍摄、按摩、开店，都是需要共同遵守的法则！”

看似老师教的好像跟中医不沾边，但其实样样都是中医的根，都是中医人的灵魂、核心。师说，少年养成的品质——敏锐、诚实，常是赢在未来的杀手锏。这已经不单是行业成就的共法了，更是人生成就的共法。

95　力加理

曾师拿着一本三年级的课本，翻了翻，说道：“少年胜利在力，一生胜利在理。胜在一时要靠力，有体力、有耐力，胜在一生要懂理，要明理，明理问题就息。我每晚开篇的训话就是讲理，能决定你一生成败，其次再拿砖头练力，能决定你一时成败。有力又有理了，再教术，教按脚就是术，然后文化还得跟上，比如教书法，不单教文化，还教气概。所以我就说，按照我们这个步骤培养人才，那是板上钉钉的事，就是时间的问题。”

看到曾师如此自信且豪气，让我们对自己也充满了信心，相信在曾师的引领下，我们的未来一定不可估量！

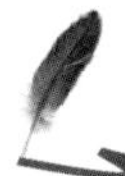

96 知行合一

小程问师：“今天看到书上有这么一句话，心到，行动才会到，这句话您觉得对吗？”

师说：“你们刚来的时候没有一个是心到的，慢慢的，才享受到习劳的好处。现在辛庆一天不拿铲，他就发慌，但是一开始，哪个喜欢挥汗如雨？哪个喜欢跪坐？一旦功夫成了，一跪上去就能体会到呼吸深沉，尝到好处了，所以心跟行动是相辅相承的。

有些是明理以后有益于行，有些是行到位后更有利于明理。所以《弟子规》讲‘不力行，但学文，长浮华，成何人；但力行，不学文，任己见，昧理真。’

有的人技术一厉害就开始傲慢，还有一些人眼高手低，我是研究生，臭脚我不按。我干嘛要出汗呢？我不如坐空调房。干嘛要跪坐呢？我要找一个最舒服的垫子来垫屁股。

样样不耐受，长浮华，成何人，所以我们对这样的人无能为力。”

小程若有所悟：“所以就是心到行就到，行到心就到，是吗？老师。”

师最后笑着回答：“在悟中练，在练中悟。”

曾师的每一次随机说教，每一次闪现的智慧点滴，都值得我们深深牢记。

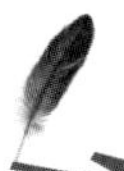

97 技与能

婉瑜分享说：“这几天最大的收获，就是感受到老师所说的定课迁移。虽然已经有一年多的时间没有特意练习过足反射区，没有给人按过脚了，但如今一拾起来，功力依旧在，手法有自信，大家反馈也都说我的手挺有力的。”

师说：“这就是南师说的，技在身，能在手，思在脑，从容过生活。技能技能，无能不技。你们平时的抄书、听打、练俯卧撑、跪坐、站桩，那都是在长能，能乃技之水，技为能之舟。”

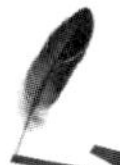

98 至心的力量

今天娴妹的妈妈一直在老师旁边催她女儿快一点学。因为她看到胖哥进步这么大，自己的女儿却没啥长进。

师笑说："她以为我暗中在偷偷给胖哥开小灶，其实我每天只有夜教的时候才能见到胖哥。《无量寿经》讲，人有至心求道，精进不止，会当克果，何愿不得！"

成长的飞速，有时候并不是老师教的多少，而是自己有没有拿出真诚肯学的心态去学。三字真传老实念，不间不杂自成片。胖哥对于老师布置的背书、徒步、打功夫，没有一样怀疑过，都认认真真地做，老老实实地去背，去走，去练，所以才有如今仅一个半月不到的惊人突变。至心一处，无事不办，连我们老生在旁看了，都要惭愧三分，至心的力量太强大了!所以师这套教人的方式真的很有效，永远都是在培养你主动乐学，而不是被动苦修！

医灯续焰

中华医道，自岐黄问对，扁鹊传心；仲景勤求古训，博采众方作《伤寒论》；孙思邈博极医源，精勤不倦为《千金方》；李时珍渔猎诸家，搜罗百氏编《本草纲目》，真是五千年薪火相传，续之无断。及至当代，信息便利，书有堆山填海之量，籍有汗牛充屋之数。古圣先贤，留宝众多，唯发心续道者得之。

徒有灯油，而灯芯不显，光芒终覆灭。纵有明师宝典，而灯芯不见，终将灭焰。故特仿《景德传灯录》，而作《医灯续焰》。虽智薄慧浅，却知任重道远，敢以蚁力蜂勤，搬运先贤心传，酿造慧海醍醐，用以滋养群迷，为医林添砖加瓦，奉献万一。

此中有医林掌故，名家传记，学习心得，修身志趣，居家方便，地方风俗。所谓一事不知，儒者之耻。但有裨益于救济，虽千难万困，不辞辛劳。

中医非一人一国之中医，乃世界全球之中医！智慧不因传播而减少，灯火却以相点而益明！

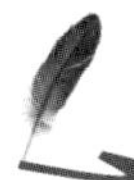

01 守肚兜

达叔年六十，爱身如玉。人问为何？对曰，为儿孙守肚兜。老人若身不安，儿孙必破财。若身安，子孙无后院起火之患。出门创业，自然肚兜、荷包牢固。老安少怀，万家愿景。

故云，老人身体好，便是对儿孙最大的帮助。

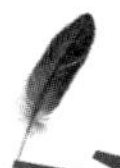

02 年百岁而动作不衰

龙身90多岁的梅老太，每日徒步7公里。太宝见后，以为老人家大概70来岁。

《黄帝内经》曰“年百岁而动作不衰”，因为“食饮有节，起居有常，不妄作劳”。

03 安胎丸治腰痛

二村村民送来古医书一卷，说，先生，你用安胎丸治好了我腰痛，说出去人家不相信。先生解释道，安胎丸乃温阳补肾之品，能固胎元，亦能固腰骨酸痛。

俗眼多翳，以为妇科胎孕之药，智者不凡，用其壮肾固骨之功。故云，检谱对弈弈必败，执方治病病必殆。

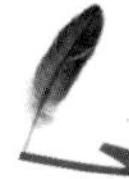

04 夜尿耳六穴

堂口对中老年人夜尿多是必治的，秘诀在耳朵和膀胱六穴。

校长夫人按完耳朵，夜尿没了，理论依据是肾开窍于耳，耳可控肾，做耳穴疗法可助肾、膀胱汽化。

耳疗技虽小，功效可观。一招鲜，吃遍天。若学子能“通杀”天下夜尿，如卖油翁倒油入钱孔，成为细分领域第一，亦是神奇，诚不可小觑微技！

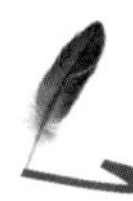

05 蛇孔通蛙穴

白塔哥带来一个小伙子有胃痛，王伟授以养胃五点——少点、淡点、软点、暖点、缓点，胃即舒。再点按足三里培土，揉太冲疏肝，则尽善尽美。口碑无翅膀，万里皆能来。

客家言：“蛇孔通蛙穴”。堂口名气可以通过一人疗效做得好，就传到十里百里外去了。因此要做口碑，铸丰碑，望向里程碑。

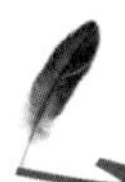

06 医道至微

《大医精诚》讲，医道乃至精至微之事，不可求之于至粗至浅之思。王伟治脚跟痛，无不用手取效，秘诀在掌跟找痛点。下病上取，掌根治脚跟，此X形平衡疗法，发源于周尔晋老先生。

必须用点耳穴的精细按摩棒，方能逐微入细，撵出疾病。若粗糙者，断不能告其精微。祖师传秘诀，莫向庸人提也。

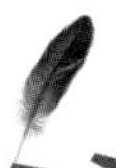

07 受命不辩

无规矩不成方圆，这是团队兴旺的基础，主上能令，下属能受命，这样团队就有前景。

智者不辩，张依健被说两句就脸红辩解，这离成为出色的学徒还很远。广钦老和尚曾经被误解偷功德钱，但他未做任何辩解，毫不在意，最后成为一代名僧。

弟子要常存心：误解是考验，批评是磨练。

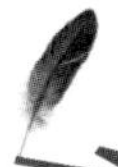

08 延年大要

坡头圩的双喜叔，刚来时说“我喘不上气了！”，恐不久被无常带走。拍打四关、肘膝加按脚，纳气归田，不到一周，喘息大减，精神振奋。

《庄子》讲：“真人之息在踵。”按脚岂是简单保健，乃延年续命之大要！

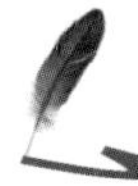

09 行动自觉的功夫

胖哥由215斤减到180斤，用了三个月，几乎天天搬砖负重行走十公里以上。王伟叫他住在堂口不用来回走，胖哥却坚持朝暮定课不断，来回徒步，成了灵活的胖子。

什么叫功夫？就是无须提醒的行动自觉！

《汉书》上讲，古人以宴安为鸩毒。死于砒霜者少，死于安逸者多。胖哥由此悟之。

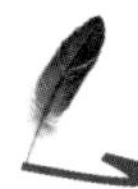

10 惜物有福

按摩油虽然不贵，照样要省着用。省不是因为它贵，而是惜物。客家话讲，做家廉俭，吃用无穷。省又叫俭，俭以养德。老师一张纸常反正面写，用香烟盒开方，袋子反复用……

德从宽处积，福自俭中来。

曾国藩曾家，两百多年在各行各领域都有尖峰人物，无一败家子，留下《曾氏十六字训》——家俭则兴，人勤则健。能勤能俭，永不贫贱。

想起古人“劝君炒菜少放油，留与儿孙夜读书”，省着吃都要读书，我们有什么理由铺张浪费？

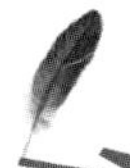

11 收口水方

一位老太太，拿出一张收口水的方子给我看，说已经有几十人用了效果好，希望我用这方去帮助更多的人。

这方叫收懒方，原来客家人将口水叫懒水，涕唾等就像懒虫、鼻涕虫一样。方子为：黄芪50克，益智仁10克，金樱子10克，煮水代茶饮。

莫谓药少而小瞧，屡用皆有效。

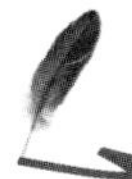

12 栀子止衄

新哥说，其父比往昔暴躁，时常流鼻血，甚为担忧，恐其高血压，脑血管病变。

太宝为其点按足。火曰炎上，按脚可下。再加栀子，《药性赋》曰：“栀子凉心肾，鼻衄最宜。”一味栀子20克，治火燥流鼻血最神。再来复诊时，病已痊愈，送腐竹以表谢意。

堂口每研一疾，必用全副精力，争取精通必愈，则终身不愁食与衣。

13 文华之笔

好案例天天有，文华之笔并非人人具。同样《兰亭序》，初学者书之，随即归入纸篓，王羲之书之，流传千百年，为皇宫圣帝所珍，引为至宝。

王伟治手臂痛，用姜枣茶跟避冷水法，稍以点按八邪，无不口碑如云，人敬如师。

伟曰：纵点按，短期疗效尚可，若不忌冷水，汗湿伤身。如置金刚于水湿，焉有不锈之理？但观梁木桌椅，腿先腐烂可知。

人皆服，而堂口之名誉可张。

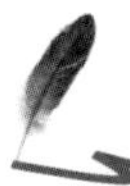

14　精雕细琢

常哥是木匠，五经富曾水金也是木匠，善雕刻。常哥做不了精细雕，就得请高手出马，如此工艺品才能卖出好价格。未雕之柜子80元，一雕就是180元。这还是20年前的价。一天的精雕工价，高于十天的粗工。所以要去粗取精向上行。

推拿按手，必须要将脚上每个穴位都按到，能令邪浊无处藏身，纷纷遁逃，血气循环，行步轻健。夫精益求精，岂独用于工巧明，医方明更应如此。

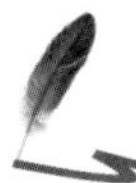

15　按摩的力道

俗云，传功不传火，火候自把握。开心农场种菜，秋葵、淮山、天绿香，你下多少肥，它们都吃干净。苦瓜、番茄，稍微多点料就会烧根死掉。

草有百样，人有千种，男女老少，贫富贵贱，阴阳虚实，点按的力道都要像顾护菜苗那样，虽曰一心赴救，也要因人而异。

世有莽汉，按摩都一个力道，把顾客按跑，就说按摩没有用，不知反求诸己，诚可笑哉。

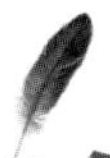

16　和气致祥

兄弟不和外人欺，夫妻不和扯烂棉被，堂口应该像NBA球队一样，出色的球队不是一个人厉害，而是整体配合天衣无缝。

别光想着自己出人头地，一个人做的是事业，一群人才能打江山。佛门讲六和敬，儒家讲修齐治平，道家讲无量天尊，都是和气致祥。

观天地疾风暴雨，鸟都颤抖；风和日丽，万物都欣欣向荣。一个堂口，不可一日无和气。

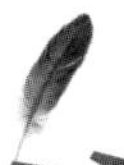

17　学徒的品质

客家话讲，讨功念劳，人缘不好；施恩不忘报，功劳不要讨。如果胖哥、张依健说：“我为堂口做牛做马，怎么没有红包？我为患者吃苦耐劳，怎么没有回报？”这样堂口不敢养你，不敢教你。

要知道，做学徒就要多付出。功不唐捐，德不虚弃，等你将来成为师父以后，有多大水平就享多少福禄，这么多年所有的努力和付出终有回服，一点都不会少。

经曰："大德者，必得其寿，必得其位，必得其名，必得其禄。"

多少人，当学徒时斤斤计较，不愿全力以赴，误了自身，这就是聪明反被聪明误。

师父当年拜师时，一下午帮师公锄一亩地，从没有想过要任何报酬。深知，无论多少功劳，都无法报师恩，天生万物以养人，人有何德能报天？饮其流者怀其源，学到有成念师恩。

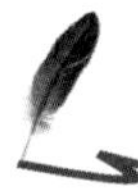

18　移火下脚法

一位老婆婆有消渴病，又叫糖尿病，她说她得了饕餮病，一天要吃六顿饭，吃了黄芪50克、枸杞子30克、陈皮10克煮水，加按脚就好了。按脚能把胃火往下移，就能缓解饕餮胃。

人要掌握移火下脚法，心不燥，脚可暖，百病可消。因为寒头暖足，百病良方。

俗言，点点按按，病去一半。又言，富人吃药，穷人按脚。真是不二之理！

19　四给予

好的堂口一定是能给人带来信心、希望、方便和欢喜的。

有个顾客愁眉苦脸的过来，说他长了骨刺，医生建议他动手术。

堂口说，水滴石穿，绳锯木断，要消骨刺，秘诀在多按。别小看我们胖哥、张依健这俩小学徒，至诚能让学徒变师父，傲慢能让师父变回学徒。文火可以煲靓汤，慢工自然出细活，久按一定可以培元止损，强筋壮骨。一日的脚暖、骨膜发热不算什么，连续一个月，身体就强壮了，骨刺自然也就消除了。筑基百日，可以脱胎换骨，气壮山河！

患者听后，心服口服，欢喜乐受的。

20　慈悯的格量

世上苦人多，不外躁和懒。

怪人坐不住，不如怜其心火；责人懒惰，不如怜其脾虚。

医者父母心，须看客人难处苦处，这样你待顾客就会很有耐心。像母亲对待孩子，既耐心又细微。治一个病，不但可以一时治愈，药到病除，更要长期的维持，比如按摩治疗、教诲等，令其脱胎换骨。

老方丈即将圆寂，众僧人请传法，老方丈说："勿忘世上苦人多。"

一地之长，一堂之主，都需要有慈悯的格量。

21　业久惟慎

体虚敏感之人，扎针恐晕针；胃差身弱之人，重按把气血往下引，也容易眩晕。因此治疗前要问顾客，有无血糖低？易不易眩晕？有无大病、基础病、久病？

虽曰业广由勤，勤劳地按可以将事业做广。但要知道，业久惟慎，事业要做长久，必须像开木筏撑船般慎守有终。

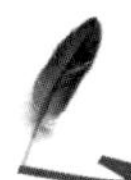

22　堂口无小事

天气差时，鱼会浮到塘面，因缺氧大口吐气，严重时会翻白肚皮死翘翘。天时转变，空气滞闷时，点按顾客特别要慎重。按摩是长久见功，小心驶得万年船。

孔夫子讲："勿欲速，欲速则不达；勿见小利，见小利则大事不成。"

那些经多世事的老中医，开方特别谨慎小心。

千次好，人家不一定赞你高；一次错，就很难翻身。因此，慎终如始，则无败事。药房、店面、堂口，都关乎人命，从来就没有小事。

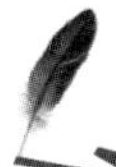

23　求稳致远

治急性病要有胆有识，治慢性病要有方有守。在按摩理疗堂里，面对的多是虚弱病，就是常说的劳损体伤。

功到自然成，水到渠自通。治病须拿出姜太公钓鱼的耐性，用愿者上钩的心态去做，才能做的更久远、更稳。

须知，性躁心粗，一生不济。求稳致远，而不是求快。

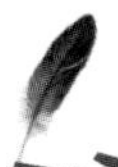

24　善总结

总结是学习之王，一次出现晕针，就要学会十种救晕针的方法，这叫吃一堑长一智。为了将来不碰钉子，不被问题绊倒，现在就要拼命学习解决问题，善总结。

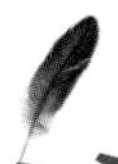

25　临摹神韵

五经富考全镇第一的佳敏同学，佳人从天降，敏行人赞赏。她的老师说，人家考试时，像平常一样淡定；平常时，却像练兵一样严格。你们要学习她，平时学习分秒必争，刻苦用功，真正考试时，放松心态，坦然应对，考高分自然如囊中取物般轻松拿下。

《道德经》讲，有无相生。真会摹字的人，不是摹王羲之的字形结构，而是学习他道法自然的神韵，是入木三分的精神。摹字的背后是临人，模仿名篇的背后是模仿圣贤。

26 谋道不谋财

店面是多收费走高端路线，还是少收费走平民路线？求道还是求财？

像胖哥，给他十万块，就像给他一池塘的水，总有干的时候。但教他一手技术绝活，就像给他一口泉源，永不干涸。

因此古之学者谋道不谋财。道跟术就是泉源，财跟食就是水池。家有千金，不如日进一文。源源不断的继承技术，远比资产更重要。祖上给的再多都叫遗产，自己双手创的再少都叫江山。想通这点，人会在创造上下功夫，而不是索取里图多少。

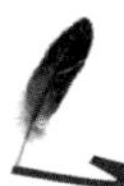

27 医者婆心

禅堂有止语二字，马拉松长跑不能够讲话，练功要守口如瓶，每次顾客做拉筋时，都要提醒他咬牙别说话。

医生要有婆心，别怕婆婆妈妈。不能婆婆妈妈，是没耐性的表现。好的教诲，就应该重复三遍，甚至万遍。要不厌其烦，诲人不倦。

28 法传有缘

龙尾水粄店的老板，送来茶叶跟酒，说通过推脾经，他的血糖不用药控制就降至正常了，人也更精神了。

堂口认为，筋长一寸，年轻十年。

而且他还介绍了亲朋好友来。

谁知堂口却认为，知我者希，则我者贵。没有谁知道鬼谷子在哪里，也很少人知道黄石公在哪里，连张良想找都找不到，但是他却把道法毫不保留传给有福缘者。

堂口不是拒绝人，而是拒绝懒人；不是不解惑，而是要传道授业解惑。像椎间盘突出筋缩，帮你搞好，不如教你搞好。师父不是要送你一瓶水，而是要送你一口泉。

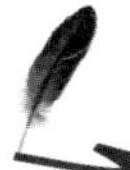

29 以邻为宝

客家人讲，金邻居银亲戚，就是说要处理好邻里关系。曾公有居家八宝饭，其中一宝叫以邻为宝。

五经富人说，住房要住好房边，好像鲤鱼透水群。鱼儿喜欢源头活水。

《文昌化书》讲，家富提携亲戚，岁饥赈济邻朋。要搞好邻里关系。邻里来堂口按摩，大家都照顾有加，而且八十岁以上免费做。

孔夫子讲，里仁为美。在乡里，大家相亲相爱，非常和美。

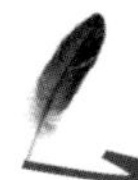

30 以平为期

怎么掌握拍打火候？大力会痛，小力则无效。

堂口认为，《黄帝内经》“以平为期”四字最妙。拍打者不是打手，而是和事佬，调和脏腑错乱的关系，要有爱心，有宽容心，一旦有嗔恨心对待，对方一定抗拒，那跟打架和受刑有什么区别？

达摩西来无一字，全凭心意下功夫。

堂口拍打，是以禅宗为心印，以动作为招式。总之，和缓医家第一功。人贵语迟，静水流深。古代有医和、医缓历史名医，取此名以表法，和缓才能攻克各种奇难怪病。

堂口说，只要得到和缓之法，便可拍打出疗效。这叫医门心印，就是续焰的医灯。

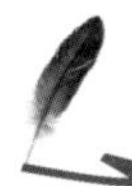

31 难学能学

胖哥说，目前学保健就好，治疗我怕学不好。

看似自知之明，实则长对方士气，灭自己威风。

保健手的待遇，不如诊疗手的十分之一；诊疗手的待遇，又不如教学手的十分之一。所以你们未来的路还很长，提升空间还很大，怎么能因为难学就不学？二十多岁的年轻小伙子，应该敢做敢为。果敢世所敬，勇为众相钦。

32 技术自信

在大众眼中，胖哥是最不可能成才的，因为他腿有残疾，又很胖，而且沉迷手机，吃不了苦，对食物很挑剔，坏习气一大堆。经过三个多月的训练，百日筑基，天天练习搬砖，居然脱胎换骨。加上两个月的按摩练习，现在可以轻松帮小叔缓解腰痛，小叔目瞪口呆，惊讶之情难表。昔日龌龊邋遢的胖哥，今朝怎么变得如此伟岸了？

胖哥感慨说，我有信心开好店！

人要是有一门技术修炼精深，信心自出。所谓的信心，就是反复成功的感觉！如榆羚的一幅幅画，婉瑜的一篇篇文章，行之苟有恒，久久必芬芳，此万世不欺之理。

人皆以学多为荣，堂口却认为，把一技学得专精，愚鲁鲁的，反而更易成事。真正大英雄，当日不见得有啥奇处；真家伙，必定长时坚持才能成才！

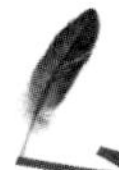

33 多学

胖哥按摩缓解了小叔的腰痛，我要他做总结报告，他说自己文化低，不会。

设想一下，哪个人天生神力，哪个人没有努力就智慧过人，哪个不是呱呱坠地，从跌跌撞撞学会走路开始？学力根深当蒂固，功名水到自渠成。知道自己文化低，就要多读书，多学表达，这才是正路。

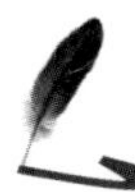

34 不计报酬

老杨为庵背村的老太轻松缓解了腰痛，老太感恩戴德，三番两次要给多加报酬，被老杨谢绝了。老杨依旧潜心读书，至于回服多少，他从不在意。

不为果报方修善，岂因功名始读书。绝不是因为要取得善报才去积德，也不是因为要考取功名才去读书。读书志在圣贤，为善只求心安。

35 护蛋心态

老人脚痛，初按痛更重。因年老皮薄，不耐苦痛。人年老阴阳俱虚，夏天怕热，冬天怕冷，特别敏感。暑来肌肉痛，寒来筋骨痛。

所以手法要轻，心念要柔。否则一念嗔心起，百万障门开。你若烦他了，心态不好，花费时间精力按摩，最后没有效果，白白浪费宝贵光阴。

王伟为老人慢慢按，轻轻揉，反而好了。护蛋心态常须有，松柏精神不可无。

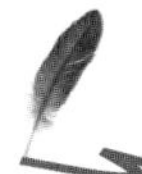

36 笔记随身

以前有个诗人叫李贺，15岁登金榜，誉满朝野，他是日骑驴觅句，夜探囊整理。人称他疾诗，一是他写诗速度快，二是他记录快，就是脑快跟手快。

好学子的特点——笔记随身，无论床头、厕所，还是途中，但有佳句，不论高下急录之，晚上再花时间整理。久之必才高八斗，学富五车，真是学力根深方蒂固，功名水到自渠成。

37 切磋琢磨

老杨正处理的一例失眠患者，每天凌晨四点必醒，顽固难愈。胖哥知道后，自告奋勇说“一定要留只脚给我！”做完后，顾客直挑大拇指。

有比较就有高下，学子将来不要一人做两条腿，要跟师兄弟各做一条腿，让顾客评价，谁按的更好，好在哪里。

玉器跟木板经过反复切磋琢磨，才会变成艺术品。弟子经过对比较量，取长补短，力争上游，才会成为人中龙凤！

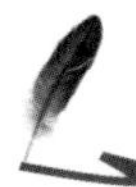

38 不断火

老师下午一直看书到六点，又骑车到农田，挖了五垄田，到六点四十五分，这就是不断火。

学生感动地说，定课功夫不如师，一生都在师脚下。

那些走千处不如坐一处的人，并不是坐一处发愣、闲聊、调侃、谈是说非，而是在方寸之地练出定功、定力。最可敬的就是背书背三年，按摩按三年，无怨无悔。石上坐三年的勇气跟定力，每个成才者都必经。

39 保锐功夫

如今，胖哥每次给客人按完后，都会给自己按合谷，开八邪。就像砍柴工，他入山除了带刀，还带磨石，砍一阵子就要磨两下刀，这叫保锐功夫。你不知道保锐，累死都不知道为什么。

前段时间胖哥说，最近按超过四个就觉得有些累，回去就想睡觉，什么都不想做。这是晚上出门没戴帽子，阳气漏了，走路没负重，懒根上身。按摩完后没有及时保锐，使你变钝了。人不保锐，如刀钝不磨，久必暗拙无光，记忆下降，反应不敏。

堂口认为，即便如倚天剑、屠龙刀，用后不保养好，最终生锈钝了，也同凡铁无异。修士皆知，吹毛用了急须磨。生来聪明是父母的功劳，十八岁以后能一直聪明，就是你保养有道。

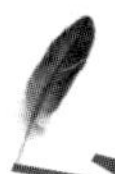

40 弟子问道

江门访道的学士，来五经富问道。万物皆有道，最高的就是师道，因为徒弟要拜师，帝王必择师。保家重择友，成器必重师。

大家做按摩时，不仅仅是在按脚，还是在传道，饮食之道，居家之道，用力之道，处事之道，谈吐之道，学习之道，都可以在按脚中体现，可以感动对方，提醒顾客，点化学徒。

正如孔夫子讲课的时候，“仲尼居，曾子侍”，六个字就传道了，师父坐着，学生没有坐的，或蹲或跪或站，这叫学子道。所以学子蹲都蹲不了半天，没资格访学，你想要得到更高的道法，就要勇于吃更大的苦！下人不深，不得其真啊！

因此我教胖哥，你的手会按了，最多就是按摩的。练会写文字了，你将来就是教书的。按摩的，一天能按十个就不错了；教书的，一天上课教一百个、一千个绝非难事。老师现在在喜马拉雅讲课，正常一天三万人听。胖哥现在天天都要抄《成语字典》，一天不抄就是懒，就是辜负师恩。做弟子要像样，在老师看不见的地方同样拼命努力，这叫徒弟道。

所以，老师要你们跪坐、蹲听，按完脚后练笔，写日记，然后再练习讲课，一关关过。关关难通关关通，事事难成事事成。

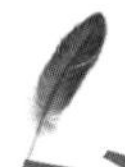

41 无牌有碑

龙尾村何氏，目花，血糖高，久治不下。屡寻曾师无果，遂在刘屋桥久守，方知曾师已息诊，退居幕后，培才育贤。

何氏仍不死心，多方打听，终守得云开见明月。寻至堂口，老杨在其肘关找到硬结揉散，遂目清。后携食材瓜果相报。

人皆恨招牌不亮，师却要学子不挂招牌。说有口碑即是好招牌，要做医林口碑，绝非仅是店面招牌！

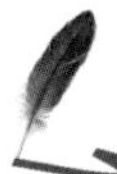

42 雷霆手段

西山有尿闭（俗称膀胱炎）患者金氏，平素急躁易怒求诊于堂口王伟，为其重按输尿管脚底反射区，痛得他冷汗顿出，大声嚎叫，随即小便通畅，从此对中医反射疗法深信不疑。

素闻治急性病要有胆有识，特此以雷霆手段记之！

43 精益求精

下公社陈氏，好酒打麻将，睡醒后落枕颈僵，多日不解。听闻堂口善秒治落枕，慕名而来，中正为其寻到脚趾颈椎反射痛点，重按不到三分钟，痛得陈氏咬牙皱眉，汗水直流。随即呼吸深长，落枕尽除。他竖起大拇指：“果然名不虚传！”

中正说：“在师公的足济堂，神手刘志宏通常秒治急性落枕，我却花了几分钟才治愈，还需要继续努力！”

为医须有精益求精之心，方有登峰造极之术！而后获口碑如林，不足为奇。

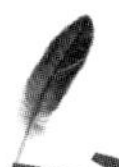

44 痹症不难

西山村李氏妇人，经营饭馆，常年双手浸泡凉水，致关节痹痛，数月不愈。老杨为其开八邪，次日痹去手轻，叹为稀奇，为表谢意买包子数十个，答谢堂口！

特此寄语痹痛患者，须记汗水不干，冷水莫沾，痹有何难？

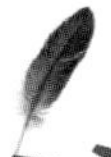

45 行侠仗义

珍仔围老何，喝水呛到，屡咳不止，嗝宿不愈。曾师骑车，见老何在路边咳嗽不止，停下为其按手部的胸膈反射区，老何打起喷嚏，嗝止速愈，舒口气说：“正常真幸福！”

行侠仗义，不一定需要拔刀相助，路见不平，举手点按，弹指病去，皆属行侠仗义，莫谓按摩小术而瞧不起。

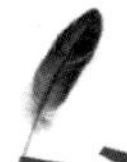

46 上病下治

学医要有秀才笔，状元嘴，案例精辟，观者欢喜。

如二村家庭主妇曾氏，臂不能举，俗称五十肩，曾师说脉不通。榆羚在妇人腋下极泉周围拨筋数分钟，令其甩手轻而易举，曾氏妇啧啧称奇，以为此等手到病除之效，只见于古之神医，不知《内经》有云“上病下治”，肩痛治腋。

47 耳内乾坤

广西陆生，长期伏案写字，颈微僵。榆羚为其贴耳穴点按，顿觉督背发汗，颈僵随之缓解。耳穴全息，能疗人体病疾，果真不欺！

古德讲，凡技术喜精不喜多。一招鲜，吃遍天！光耳穴发汗治颈椎病，把它做成细分领域的第一，铁饭碗就出来了。

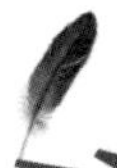

48 老安少怀

深圳曾家妇人，养儿育女，双手操劳，痹痛一个月，不能握锅铲，闻说堂口有治痹神手，前来拜访。学生初试锋芒，以活络油点其掌骨关节、指缝孔隙，当晚痹痛去除，次日能将水桶提！为表谢意，托森哥送水果跟粮食略表心意，并且说：

“让吾不学无术之儿拜你堂口为师，可否？”

张锡纯说：“为一家温饱计，愿力小；为天下苍生计，愿力大！”一间小按摩堂，可老安少怀，欲令老者病痛减，少者技术成，此堂口使命也！

49 导龙入海

罗屋高氏妇，有子沉迷烟酒堕落，高氏心急如焚，打骂无效，致牙龈肉鼓包，半年未曾痊愈。听闻堂口可治，慕名而来。王伟为其点按脚趾反射区，极痛，当日沉眠，次日牙痛不复作，几日后，牙龈鼓包消失。

诸如此类，七情火攻心，于脚底点按，能导龙入海，收功甚效。

50 学验俱丰

五经富老寨肚山哥，眼睛剧烈抖跳，多月不愈，恐自己有中风先兆。得知堂口名声在外，特提大米、茶叶来求医问药。太宝为其按脚底太冲诸穴，五日后症状全无。惊叹：“未服药，便有此疗效，堂口果然名不虚传！”

太冲祛风，古穴书有载，学者皆知。若加实证，为人解除目抖，方为学验俱丰，真修高手。

51 焚盗不走

五经富中学考生小曾，受寒鼻塞，临近考试无法聚精会神读书，其母携女来堂口。小林为其点按鼻窦反射区，当场缓解，至考试结束都未再复发。时值龙眼上市，买来多斤答谢。

所谓：

绝活在手，谋生无忧；举手投足，积功弥过。

功夫在手，焚盗不走；风光受尽，直到白头。

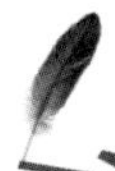

52 现目见装

谢屋村高某，眉棱骨痛，点按完解溪穴就好。他说真是“现目见装”（五经富客家俗话）。这是对按手极高的赞赏，夸我们的疗效就像眼睛看见衣裳那样直观。

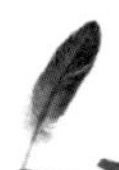

53 老人言

石印村军叔，最喜在龙江游泳，膝痹痛。堂口告之因水寒入体，遂致屈伸不利。用月药水（坐月子洗澡用水，成分有布荆、山苍、老人藤、艾、大枫叶等）熏蒸加点按，一周痊愈，送来两瓶酒，感激不已。

所谓不听老人言，吃亏在眼前。老人常说“汗水不干，冷水莫沾”，常能记此，何须觅医？

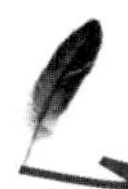

54 医不叩门

五经富大圆盘加工店老板娘，晨起脚痛，不敢下床，知镇江桥有堂口，近水楼台先得月。榆羚为其按数次太溪大筋，晨起脚痛速愈，翻山越岭无碍。送来水果表示感谢，并称：“疫情期间，特别担心你们拒客不给医治。”

堂口言：“医不叩门，济人须济急时难，救人须救密罗雀。”

注：不要让患者吃闭门羹。

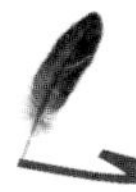

55 吃一堑长一智

鹏哥途中踢石，崴到脚，踝肿。老杨、太宝帮其又点按又艾灸，随即能踩地，痛感大轻。

堂口宗旨：不怕问题，怕不学习。不怕磨难，怕没长记性。

昔日潮州伟，一次崴脚，找了20种处理方法；一次带状疱疹，找了30种处理方法，并且成为了这方面的专家。吃一堑长一智，不是说给别人的道理，是自己长进的功夫！

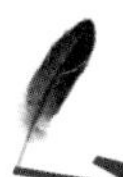

56 保健贵早

一老妇装了心脏起搏器，家人来堂口询问，此情况能否按脚？

足心道认为，脚乃第二心脏，舒缓平和地按，胜过服用灵丹妙药，可达到放松、稳定心率之效。果然，按完后，老妇觉心闷缓解了。若有早按、常按、久按，便不至于发展到装心脏起搏器的程度。保健不但要长时，更要贵早。

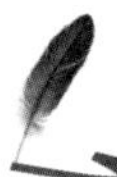

57 眼皮治脾

虎山能叔，因眼皮耷拉来堂口，说："半年以来，老瞪不上去。"

此乃肌无力。肌无力要治肌，更要治脾，脾虚九窍不利，孔窍不上举。

按完脚底脾胃反射区一周后，能叔眼皮耷拉明显改善。后交代其继续服用补中益气丸，永绝后患。

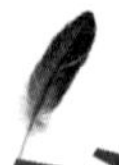

58 陶铸人才

百年老店，把口碑看得跟命一样重。堂口有言：近者悦，远者来。

深圳一对夫妻，驱车四百公里，找到镇江堂口，就为失眠一事，折腾数年未果。

治疗失眠、颈椎病，堂口从来都是小菜一碟，十拿九稳。中正、老杨为他们做完一遍后，浑身发热。问之千里求医苦不苦？答：苦。

如不学习调理身心之术，将比万里求医苦十倍！

口碑不但从治颈椎病、失眠中获利，更要从教学培养人才中建立坚实的口碑。

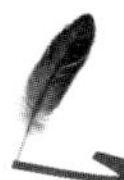

59　三年不长

堂口对面的橘姨，颈酸，通过拉筋板拉好了，反馈说："虽然拉筋能拉好，但是花的时间有点长。"

堂口有言，能疗愈疾苦，三年不长，不能解决问题，三天都长。

花三年学习一生得健之道，成就一门绝技铁饭碗，三年不长。

60　不服药得良医

育英园曾老太，年逾古稀，洗菜弯腰不利，上楼梯上气不接下气。

若人向老，下元先衰。一日，老太见同村老人步履如风，方得知堂口治此症效如神，慕名而来。婉瑜、榆羚为其贴耳穴、拍打，并授以拉筋方法。三日后，老太转腰无住滞，上二楼气不急。

素闻不服药得良医，如今老太不服药，光靠拉筋拍打得此疗效。《内经》一言，真没欺骗。

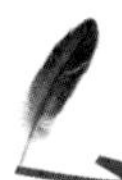

61 绝技在手

五经富雪姨数十年顽固头痛不愈，老杨摸其地筋僵硬，施以重按手法。她说“痛如分娩”。数日后，头痛大减，惊言：“比止痛药还管用！”

足底反射疗法之前景，不可思议！堂口有此共识，不怕一无所有，就怕绝技不在手。

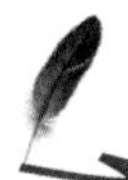

62 不药而愈

镇江桥一老妇常年腰痛。她常年坚持饭后必徒步江边，累后坐于冰冷的石头上。

不知“冬不坐石，夏不坐木”的养生宗旨，徒按摩运动又有何益？堂口告之运动劳累时，以毛巾垫屁股坐于冷石上，很快腰酸痛俱除。老太高兴之余，到处宣传堂口不药而愈之经典功德。《菜根谭》曰：“仕君子，见人痴迷处，出一言以提醒之；见人危难处，出一言以解救之。亦积无量功德。”

63 食复

《伤寒论》有食复的说法，饮食不节会让疾病反复。如病患胃痛，通过按足三里、脚底反射区缓解，却因食喜酒发作，再按又好。病人问，有无长久安康之法？

堂口认为，善“护念”二字，不复吃即断根。有没有开不坏的车？最重要的的是你不要乱开。有没有吃不坏的胃？最重要是你不要乱吃。纵口腹而不惜其身，此为不智。此言胜金玉。

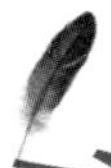

64 力争上游

凡事先难后易。神手初学之时，累计按脚破万，历经周折，边按边学，积累经验。而且立志：将绝技推广到千家万户！

金鳞岂是池中物，一遇风云便化龙。结果不到十年，他就成为足反界一等讲师。男儿岂能无志，甘于沉沦？必当奋超前辈，力争上游！足见足反射疗法的上升空间巨大。

65 治病在药外

脊柱炎的女患者，问何时能停药？

堂口认为，想停药先要停掉手机。久视伤血，无血何以养精？我们的口碑不全是埋头苦干，按个不停，必须要高瞻远瞩，断其恶习。

但观监狱里犯人，管理有序，没得玩物丧志，一两个月都精神饱满，手脚有劲。可见，治病是药物按摩，但更在其外。

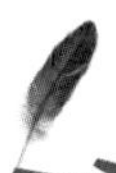

66 徒手治晨僵

隔壁镇来一患者，一早起来背脊僵硬。若用肾着汤，一剂可好转。若不用汤药，徒手能否成功？

中正、胖哥为其做脚底反射区，按到骨膜发热。一周下来，晨僵现象几乎消失。连声道谢说，即便隔十个镇，跑一趟也值了！

堂口言，若不戒贪凉、饮冷、熬夜，纵跑百镇，又有何益？

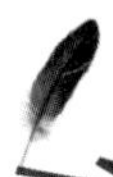

67 气长命长

喜叔骑摩托，在君悦酒店门前邂逅堂口弟子，说：“气喘已上不得楼，能否按摩？”

弟子欣然应诺。当晚点按拍打，呼吸系统放松许多，气喘减轻。喜叔连声道谢。

堂口认为，气长命长。庄子讲，真人之息在踵。按摩脚跟，可以延年增命，纳气平喘，现场见效。

68 开四关通百节

二村负责红白喜事的一理事，肩不能抬举，中正为其拍打点按。

《内经》云，腰痛治在腘，头痛治在足。随即臂升举无障碍，如鸢飞鱼跃，喜不自胜。

足见开四关、八邪，能通百节，令人喜悦。

69 富不如贫

有一位老板娘，终日久坐，扶门都不能下蹲，未至花甲，却老如古稀，关节退变之速度让人惊异。老板娘说，忆当年砍柴挑担，十里等闲；翻山越岭，无往不利。今自家楼梯都上下艰辛，富裕年代还不如贫穷时快活！

中正不理其牢骚啰嗦，随即为其拍打双膝，半小时后汗如雨下，叫她试着蹲下，轻松完成，就连村民在旁都说，真是现目见装，效如走马！

夫识货者，见此无不生向往、欲学之心。

70 重口碑

张宇说要装修，堂口即藏巧于拙；太宝说要租房，堂口即以屈为伸，令众学子委屈于水电不便之阁楼；中正说要择鸟语花香、幽静之所，堂口却寓清于浊，择红尘马路、闹场之方丈之室；陈卓说微信要扩大宣传，场所要高级化，堂口却以退为进，不做任何人为装修。

但有口碑，一无所缺。同仁堂选材道地，炮制遵古，皆重口碑也！

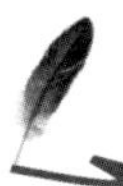

71 养生四要

小顾婶来堂口说要做个全面检查。堂口却只做四样检查：视必垂帘，证明你睡眠好不好；息必归田，证明你呼吸好不好；食必淡节，证明你吃饭好不好；卧必虚恬，证明你心态好不好。

这四样好，不用检查，人一定好。这四样不好，也不用检查，人一定不好。足底反射区按摩能让这四样变好。

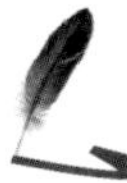

72 不求回报

六村的大虎有颈椎病，堂口为他将颈椎病解除，并无讨要任何报酬。

不求回报，方能让疗效提高。有钱给个金蛋，没钱给个鸡蛋，不给也当积功累德。心如朗月不私照，胸似穹窿无不纳。静念在胸，方能赢得大口碑！口碑不但是疗效，还有不求回报。

73　四个一

胖哥每天要提砖头走十公里，一生之计在于勤；

老师每天早上旭日东升就开讲，一日之计在于晨；

春天太宝、中正将淮山种下，冬天还吃不完，一年之计在于春；

堂口不说是非，不传是非，一家之计在于和。

这四个一就是一等口碑，是幸福法则，也是成功定律。口碑就是人格修炼到终极的结果！

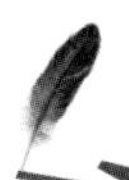

74　不求人

晚饭后，胖哥莫名其妙眼睛红痒，此乃急性结膜炎，又称兔子眼，整个右眼发红。太宝为其开四关退八邪，再补充足够水分，就消解了。一般人遇到这种情况，通常要到医院打个针，买个药，也得折腾大半天。

所谓求人如吞三尺剑，凡事能不求人，尽量不要求人。学成绝技，做个手心向下帮人的人，比成为半桶水、手心向上的人要好得多。

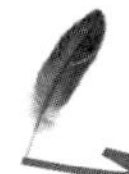

75 出手宜慎

石印村一位数学老师讲："我三年前来堂口按摩过一次，给我按怕了，许久没敢再登门。今天按感觉很好，你们换人了吧？"上一次他找的不是洪涛。堂口收到一个差评，顾客三年不踏门。

学好三年，学坏一天。造船三年，毁船一瞬间。要修复好口碑，如同将覆水重新收回来那么困难。所以，出手宜慎，做不好千万别出手！练好再出手！

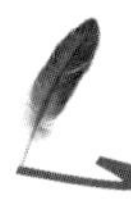

76 谦虚得道

孟子讲"劳其筋骨"，不痛不痒，哪有功夫？被愚人隔靴搔痒的赞扬，不如被聪明人刻骨铭心的批评。这是五经富客家的俗谚。宁被聪明人骂，也不跟愚人说句话，不是瞧不起愚人，而是更向往跟聪明人切磋受教。

所有口碑都是谦虚得来的，一旦傲慢就是在破口碑。周公吐哺，刘备三顾茅庐，张良圯桥三进履，文王请太公，他们都是礼贤下士。

古代即使窗外旁听，也能成为住持、主讲、大师傅。秘诀就是至心求道，只要至心求道，精进不止，会当克果，何愿不得？

想要早日离苦得乐，就得吃更大的苦。三两年夜以继日的跟师，焚膏继晷的写作，只有如此勤奋好学，才能早日学有所成。真是宝剑锋从磨砺出，梅花香自苦寒来。

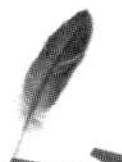

77 严苛以待

怕一事无成，就要勤学苦练。

怕顾客不满意，就要努力学艺。

怕饿死街头，就要发奋图强，学有所成。

曾子讲，战战兢兢，如临渊履冰，怕功亏一篑，怎么敢随意？客家俗话讲，严先生出秀才；与其被退货，不如不做，这是陶瓷厂的厂规。马儿真跑的既快又稳，又怎会被抽屁股？

潮汕人为什么可以耕田如绣花？因为他们受过苦，挨过饿，一口饭会饿死人，所以他们每一寸土地都精耕细作。老师对你们越严苛，你们越能早日成材，越能得到更多顾客的认可。

78 口碑从谨慎出

二村阿婶，劳损轻症，膝痛轻症要一次性解决，重症可以多次长时打持久战。口碑源自于技术跟自信，堂口对各类问题杂病，从来就没有推辞、惧怕跟畏难。

结果，阿婶的膝不利很快得到舒缓。那些打桌球、下象棋的高手，每行动一步都会瞻前顾后，深思熟虑。口碑就是从谨慎中积累得出来的，别认为轻症就大意，大意失荆州的事常有。

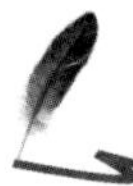

79　中医普及两化

中医普及要走两化：本土化和现代化。本土化虽有口碑，但现代化口碑传得更远。所以你们除了要学徒手按摩，还要学写日记文章。单一会讲不会做，会做不会讲，都难以精研。

西山村的山叔，来了三天，失眠心慌好了，他说堂口的学生是天兵神将。堂口认为，一招练会成绝招，百招不练皆虚招。

中医追求“精神”，精益求精，你就有精神，这叫精满自神。

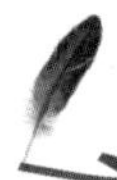

80　徒手生利

堂口从不向病人讨红包，开方永远免费，按摩是辛苦活，挣的是血汗钱，可以随喜。获得顾客的肯定，也是一种能力跟荣誉。

市场的大叔神采飞扬，说“我来给堂口报喜讯！我的手抖好了！”按摩不到十天，每天不到一小时。大叔高兴地封个大红包，包了六百块。这就是口碑，本事，功夫！钱财如水，本领似泉，得万千水，不如得一泉眼。故云，家有千金，不如薄技随身。

按完八邪后，风气疏泄，手自然稳定。君子不谈利，但君子永远能给大众带去便利！

81 仁善以为宝

森哥之母服钙片抽筋不退，常半夜抽醒，精疲力尽。老杨、中正为其拍打承山、承筋、阳陵泉等，半个月来不再抽筋，特别割几十斤香蕉来答谢。

《史书》曰："国人无以为宝，仁善以为宝。"堂口认为，人有百货，我有百善，以孝父母之心待顾客，到处如鱼得水，无入而不自得。

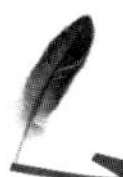

82 投桃报李

兰姨住二村祠堂坝，夜尿频多。堂口是夜尿必治。王伟、婉瑜用耳穴疗法，一周居然夜尿绝迹，叹为稀奇，赞不绝口，并且要将家中良田三分提供给堂口耕耘。

所谓投桃报李，不忧他人无报之以李，只忧自己能否投之以桃，让她病痛消，烦恼少，无量回报，随之而至。

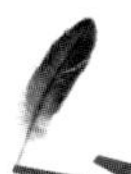

83 不丢祖宗言

曾氏太婆昔日脚跟痛，堂口让其用薤白加醋敷，半个月痊愈，现在膝盖痛再次寻来，经过点按后，回家也可下蹲生火浇水了。

点点按按，病去一半，这是祖上世代留下的宝贵经验。宁丢祖宗田，不丢祖宗言，这句话不是用来讲的，是实实在在做出来的。

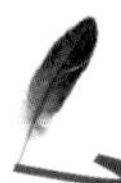

84 功在不舍

前两天下大雨，顾客来得少，常人以为，人少正是休息的好机会。但堂口众弟子，却没有丝毫松懈，仍是相互练习，切磋手法，以使技艺更纯熟。

堂口言，即便是不大会跑的马，走久了总能到终点。正如胖哥文化不高，又有长短腿，但他天天练，仍旧能练出一双灵巧有疗效之手。

百年老店都有这样的宗旨：修合无人见，存心有天知。在顾客看不见的地方，依旧精进修炼自身水平，才能成为优秀的按摩师，方可赢得长久的好口碑。

85 雕龙刻凤

师以雕刻、书法来譬喻按摩的精神。

师说："按摩若雕似刻，如切如磋，会刻印，更易学成按摩。学按摩要拿出雕龙刻凤的精神来学，像书法家写字，手是不能抖的，一抖作品就坏了。所以按摩师工作时要专注，眼中就只有脚，只考虑如何按摩，像庖丁解牛，要达到忘我的境界，才能有真效果。所有科学家、艺术家，无不是忘我成就的。因此，要成就按摩，就必须要专注，脚酸了、腰酸了，全然不予理会。只有完全的投入，才有好的效果。”

86　按摩秘诀

有顾客问老师回家后自己要如何按摩？老师强调，要反复、全面、深入地按。日日月月不间断地坚持。讲道理，论精神要言简意深。一两句嘱咐可令之易实行。正是：教之道，贵以专。少则得，多则惑。

秘诀是耐心，专心，恒心。

《十心语》：

做人要爱心，对人要宽心。

说话要细心，做事要专心。

修学要恒心，帮人要耐心。

逆境要忍心，烦恼要清心。

时时要观心，事事才顺心。

87　眼光

市场的友叔认为自己除了便秘一切正常，但中正为他按足底检查后发现潜在的问题甚多。只因中老年人免疫力正逐步下降，随时可能出现新的病情。但世人大都只看到眼前的问题，没有长远的眼光。人无远虑，必有近忧。眼下不注重保养，将来定要交罚款（买药和手术等治疗费用）。

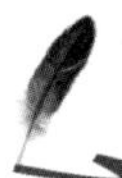

88　小习惯大隐患

谢阿姨的左手疼了半年，只因一年前戴手镯卡紧了内关穴的血脉，致经络不通，故内关等穴一按剧痛。太宝为她开八风八邪穴后，当下手臂疼痛减缓。一个小小的不良习惯，如蚁穴溃大堤，而世人常不觉察。

注：经络不通，点穴有功。

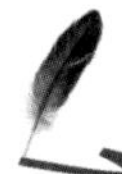

89　善假于物

一个十岁的小女孩经常崴脚，王浅教她按腕骨穴等反射点，但她很怕疼，于是王浅教她在桌沿来回摩擦该反射点，也可自治自愈。又有一中风老人，家属没有火柴棒或牙签按耳穴，王浅边思考边环顾四周，见桌上有一支笔，便取来点按，大小正合适。医者解决问题有万千种方法。临事不乱，宁静致远，则可机智应变，化小用为大用。废笔头也可做治病神器，桌椅也可用来点穴保健。故君子当善假于物，令万物皆备于我，可随时行坐随时用。

注：脚，人之根；原穴，气血之根源，按原穴可防脚跟不固。

90 惜什么

达叔叫王浅把弃在田边的小红薯捡回来煮。王浅感恩笑纳，虽洗、切等工序较费功夫，但念为世上节约每一粒粮食，物力维艰，岂可不惜福。而这只是小惜，夫大惜不仅惜光阴更惜念头，令杂念邪念少生、不生，方为惜精家，更是守真志满，惜精全神之功夫家。

注：下士惜食，中士惜气，上士惜神。

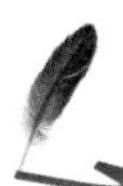

91 耐心千金

南山一家庭主妇因不挣钱，常被丈夫欺负。有一次她帮一中风老人按摩，每天按8小时，按了15天后病人好了。从此她帮病人按摩康复，加卖按摩的药酒，一年收入可达二三十万。其实她没有什么秘方，唯有耐心而已。所谓经络不通，不做医工；穴位不固，百节松懈。而耐心爱心，更值千金。

评：万般巧术皆有值，一门深入方无价。

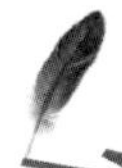

92 初心不改

老杨为一静脉曲张的老人按摩，效果显著。他每次治疗后拍照留影，并分享给老人的子女，让他们及时了解治疗进展，家属对老杨精湛的手艺和负责的态度赞不绝口，从而对堂口更有信心。

如此佳效，一是老杨初心不改，有不为名利之心；二是治病在于医患双方的配合，老杨心念清净，老人舒服得在治疗过程中睡着了。患者心存感激与尊重，认为老杨很用心，用请医师之心而非请按摩工之心请老杨。故双方念正，效果奇佳。

评：请师从师，才有师长久效。王道请师。

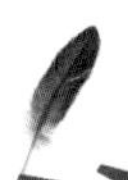

93 穴固经通

有个学生因脚崴了来堂口求治，治疗时抱怨说，学校不开体育课了，每天没什么活动量，感觉腿脚更不灵活了。于是王浅劝他在家里多拉拉筋，做拍打锻炼。曾师有言，经络不通，不做医工，穴位不固，百节松懈，土壤不松，营养无用。锄头之功在于松土后作物才可顺利吸取养分。自行车平常要拧紧螺丝骑车才少故障。这学生经常崴脚，乃穴位不固才毛病频出，多拉通筋络及长按原穴，不仅补了体育课之缺乏，更多了延年益寿的保障。

评：原穴分布于脚踝，乃元气出涌生发之处，如泉涌木根，有元亨利贞吉瑞之作用。

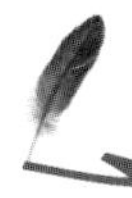

94 定论

有病者来请师调方，师言要调整的是人格和情志。现代人一因工作、家庭等人际关系紧张而担忧、着急、上火，较劲发热，应以四逆散去取心火，令其清净；二因饮食丰盛，吃多动少，欲望多而烦热，可以平胃散去其壅堵，令其舒畅，此调方之定论也。而人格情志之调整，医者当引导病患积功累德为先，将善款用于公共事业，才合天心。

评：治病手段在于变化气质，养生方式归根陶冶性灵。

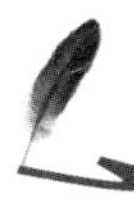

95 心病药方

一位乳腺癌患者患病后整日忧心冲冲，担心女儿还小，万一自己走了，孩子无依无靠怎么办？王浅说，要她将来好，可培养三个习惯，而非依赖学校或他人。一有早睡早起的习惯，二要天天做家务，三要每天坚持读经典几十分钟，这三个习惯养成后长期坚持，将来自然可自食其力。作为母亲自不必担心，不担心、不操心才能睡好，继而心情好，然后胃口好，这样身体才可能真正好，在女儿的人生路中，才能陪伴走的更久远。

评：慈母身死尤念儿，世上当有大丈夫。

为家为国为社稷，岂辞求法三千里。

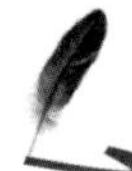

96 通体舒泰

有顾客按摩后心情愉悦，畅所欲言。师感叹说，很多人极少体会到精足神旺是何等感觉了，其实按摩反射区半小时可令身体微通，按一小时可以小通，一到两小时可以中通，两小时以上可以大通，如果加上温泉理疗、穴位药贴等方法，可令身体极通，气血通畅，寿康何忧？

评：按摩者追求五个字：康、勤、强、善、教。

得健康乃小休歇，得善教为大休歇。

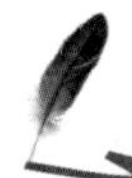

97 进退之道

有顾客问:我这个病能不能好？师教弟子答曰，“这要看你能否诚心配合”。如湿疹等皮肤病，大多数人乃闹心与膏粱厚味所致，若好了伤疤忘了痛，不遵医嘱，定会反复发作。还有人康复后，又有精神与身边的人生气较劲，管人管事了，忘了生气、着急上火易招病。这两类人均只算是治好了一半而已，是进一步治还是退而远之？师曰:在于对方的诚意。敬胜百邪，能谨遵医嘱，谦虚实习，当进一步尽力成全之，以提高人格和性情修养，寿康则可稳操胜券。若失敬，则不可出手，胜算已无把握矣。

评：敬师则进一步治，怠师则退一步弃。

功成身退，不敬则隐，天之道也。

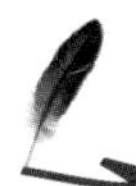

98 熨斗手法

按摩对不同的人当用不同的力度。有人问做完心脏手术能否按摩？老师即教他摩和揉脚踝与足底，令足底保持不冷，特别怕痛的人，还可将大椎、下巴、太阳穴、背、腹等处摩到暖热、舒服。此法乃熨斗原理，通过摩擦生热，反复作用于皮肤，增强了太阳膀胱经御风寒功能，且肺主皮毛，降金生水可补肾，又肺主关节，可防治关节痛。熨斗手法乃慢工出细活，时长暖人心之法。

评：滴水可穿石。什么手法是枝叶，专恒二字乃根基。

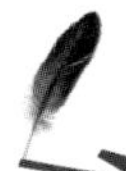

99 偷师

娴妹妈说，今天她看到以前她上班的地方对面开了一家按摩馆。

师听后，说："保健时代已到来，徒手疗法的春天将至。"便要娴妹妈明天就带娴妹去体验。

师说："我不光是要你去体验按摩，更是要你去切磋的，去偷师的。古人讲建德若偷，你看别人怎么做的，看别人是怎么把按摩馆做好的，去学这个。"

师常告诉我们，最厉害的老师不一定要手把手地教授，而是要将学生的高度不断地拔高。师说，技术层面的东西，学起来很快，但前提是要有扎实的基本功，再通过模仿、切磋等方式，最后提升功力，才能使技术达到真正的登峰造极。

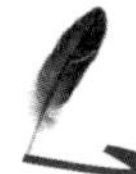

100 法无定法

王伟遇到一位头痛的患者，一般来说这类人群大踇趾的反射区都会有痛感，但这位患者却没有，反倒是四个小脚趾的痛感更甚，问师何故？

师说："凡事都没有绝对的，有反射也好，没反射也罢，无论是按手还是按脚，最终是要把阴阳调好，哪里有痛就按摩缓解哪里，从脚面做到脚背，从左边到右边，不断来回反复磋摩。刚开始讲反射点，是为了让大家知道怎么学，有个次第，就像我刚开始教你们铲土，要中规中矩，练一段时间，要领掌握了，无论从中间铲，还是两边铲都可以，都是在练功。"

我们听后，茅塞顿开，法无定法，或许就是这道理吧。

医海拾贝

海边的贝壳很多，很漂亮，穷其一生去捡，不过冰山一角。但不捡，就不会有贝壳博物馆，让人大开眼界。医学的海洋，也宽阔无比，珍宝满地。姑娘讲绣花，秀才论文笔。因此，练就记录之笔，那俯拾皆宝器。

每个学徒都要学会写随笔，又叫“拾贝集”，客家话叫捡有狗屎讲有话。你在堂口，可以无知，但千万不要傲慢不去记录，或懒惰疏于动笔。懒傲乃失败唯一原因。

《了凡四训》上讲，微长可取，小善可录。善，无论大小，记之为妙，都像捡柴草积薪那样，赶紧记下，为人演说。因此了凡先生于天文、地理、人事，无所不知。教授儿子，个个金榜有名，玉楼增禄，此善记录之功。《劝学》曰：“不积跬步，无以至千里，不积小流，无以成江海。”

堂口认为，无论你读什么书，都没有养生善记录的笔重要，一种记录习惯的养成，会让你由弱小走向强大，由菜鸟变成大鹏，由医学小白，变成传播医道的天使。

只要努力记录，就会满载经验，受用一辈子。

希望大家看了《医海拾贝》，明白记录的重要性，勤于运笔，提高写作能力，那我写的这个《拾贝录》，就有价值了。

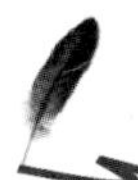

01 学生出师

和坪头有位老阿婆，手碰不到自己的背，堂口快要收工了，王伟不想阿婆白跑一趟，索性为她点按五分钟，她苦脸进来，笑脸出去，手反到后八卦（后背），说：我大半年都弄不过去了，现在可以了，你的学生出师了。

找准穴位一点通，她的后背僵硬，疼痛的高升点在前胸。此案例若我说，便有自吹自擂之嫌。出自患者之口，自然是对我们的肯定，因此要慎交友，勤按摩，笃根本，去浮华，则效果可出，口碑自来。

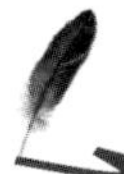

02 治同行

庵背村的民间医生环哥，手臂痛难以举顶，听说堂口善治此病，前来一试。他说，遥想当年，一桶水轻松举过头顶，现在空手上举都辛苦。医生最难的就是治同行。征服同行，必得有真才实学。王伟知此肩周为寒痰瘀血捆绑，出手在后背对应的前肩处找到高升点，不到半小时的点按，环哥的手挥动自如，叹为稀奇。

因此，同行要相互学习，相互交流，切勿目空无人。环哥如果不能抛弃同行相忌的坏现象，必不能来堂口得此手到病除之效。

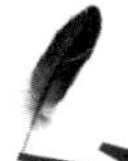

03 功夫与患者

五经富六村一警员，后背痛，难入睡，根据上病下治，后病前治平衡之理，王伟找到他的前胸痛点，数次点按，背痛好了五成。他惊讶地说：为此苦痛，吃药寻医费尽周折，不料在家乡得到调治，真乃乡村有能人，山里多栋梁。后来，他陆陆续续又介绍许多病人来。

功夫是水，患者是船，水涨则船高；

功夫是花，患者是蜂蝶，花开时蜂蝶至；

功夫是太阳，患者是向日葵，功夫热炽，向日葵纷纷朝你绽放。

堂口为能够为人民公仆贡献一点力量而自豪。

04 万年青

为什么曾师不给胖哥放假，还要让他把礼拜六日忘了？

学徒成材像钻木取火，不钻出火来别停手。莫学杨柳半年绿，要学松柏万年青。

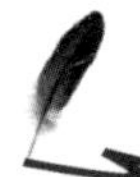

05 晨起背书

一日之计在于晨，晨起那三小时，绝对不要浪费时间看手机，因为那时朝气锐，适合背诵记忆。

要知道，看任何消息，一扫而过，都没有将经典背进大脑那样重要。所以曾师晨起背书的习惯从未断过。

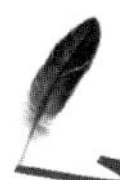

06 闭眼开方

86岁的老阿婆，每天农活不断，素有胸闷颈酸，曾师一剂逍遥散即好！

老师闭眼开出之方，对于某类人效果奇特。此类人就是劳苦大众，勤奋不歇的人们。劳其筋骨者易治，养尊处优者难医。结果老阿婆又是送包子，又是送粽子。

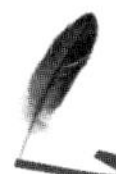

07 先导引后用药

体力劳动的人吃我们的药效果好，其他人群疗效未知，鉴于此种情况，中正先给患者按五天脚，再用药。先松土再施肥，农民的经验；先习劳再用药，这是名医的创举，非我发明。

马王堆导引图、五十二病方，此皆记载古人重导引+习劳+用药。张仲景《伤寒论》里讲：四肢才觉重滞，即导引吐纳，勿令九窍闭塞，然后再用药。张仲景推崇小病导引，大病先导引再用药。还有华佗发明的五禽戏。他医术那么高，为何还发明五禽戏呢？皆因医者无法取代病人四肢动作！

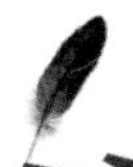

08 五叮嘱

瘫痪的病人，要反复五叮嘱：

一、按完后别碰冷水；

二、不能看电视；

三、别躲在阴凉房间，要晒太阳，日月之华救老残；

四、要咬牙炼力，多一份力就多一份希望；

五、战斗力源于信心，身瘫可救，意瘫就救不了。

谁都救不了一个心灰意懒的人，边做就要边叮嘱。

病人就像小孩子，需要时刻叮嘱，不要怕婆妈反复，如果可以帮助到他们，叮嘱千万遍又有何妨？

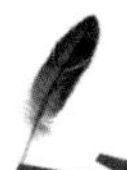

09 赞叹法门

每个人性格各有不同，自然要因材施教。有些人需要激励，有些人需要赞美，有些人需要鞭策。教堂里头，人人唱赞歌，此时人都是最放松的。因此老师喜欢用赞美的方式讲课，这样大家才能都爱听。

常赞美的人，吃粒米会感恩农夫，读到经方会感恩仲景，活在中国会感恩祖国。

如果你用赞美的品格去读书讲课，你的人生字典里就没有一个累字。心无赞叹，苦无尽头。赞念萌生，学而不厌，诲人不倦的境界你自然会达到。

10　微善之光

今天胖哥按摩完后用自己的双手徒手抹干净凳子，从未有人教他如此行事，这是有德者的体现。这种微善之光像蝴蝶效应，终将成就长久善意的累积。

因此，小善必录，微德须念。

11　挤时间学

见缝插针，比喻尽量利用一切可以利用的空间、时间或机会。小程按摩完后，在下一位顾客没来的空闲时间看书学习。在国外，勤工俭学的学子都要挤时间学，成才者都是这些善用时间者。

鲁迅讲，时间就像海绵，要挤总会有。堂口认为，要如榨花生油那样利用闲余时间，榨劲比挤劲更强！

12　让医生服

医生得了臂痛，痿废，自己配了汤药补阳还五汤，服用后，却没有搞好。俗话讲，自己斧头难削自己的病。堂口为他按两次后，就好了。

虽说水到渠成，但如果提前将沟渠挖好，水流动起来更加四通八达，畅通无阻，因此用药来壮肾水通络，配合按摩来疏通关节，效如桴鼓，医生都不得不佩服。同行相嫉，让患者服是小本事，让医生服才是真本领。

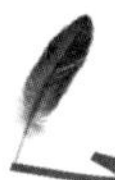

13 筋缩可医

众人皆知，筋缩难医，堂口却并不这么认为。文火久煲，骨头都可以熬烂，舒缓的按摩一定可以将筋骨舒展。

同时，筋伤莫过四逆散，四逆散调肝，肝主筋，情志放松了，身体疾病也放松了。西山村有个叫汪自英的老妇，就是服用了四逆散，她的筋痛就好了。

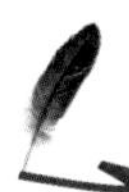

14 避风如避矢

玉梅，西山村人，因为建房舍不得请工人，风吹雨淋，没有防护就去拉砖，出大汗又淋雨水，手还紧紧攥着冷冰冰的车把手，如今变成了废手，三年百医束手，现在托茶都不行。

堂口交代：一，从此无论白天黑夜要戴手套；二，要戴帽子；三，不能受风、寒及沾冷水。令行禁止才能手到病除，随意嘻哈便会百病缠身。

小梅感叹说：早知如此，说什么也不为省这几个钱自己遭罪。

不是说不可以劳动，是不可以劳损劳累。过犹不及。

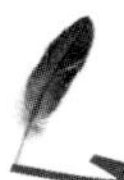

15 “拧紧”穴位

埔坑老母抽筋最严重的时候，筷子都拿不了，吃饭的时候，筷子经常掉在地上。来堂口才点按两次，就说手有力，抽筋改善了好多，原来动辄即抽。

堂口认为，骑车时，轮子的水盖会哐当响，因为螺丝没拧紧。同理，手会抖，筋会抽，眼会跳，因为穴位没按牢固。侯哥以前端茶都会手抖的，经过王伟、太宝按摩七天，手现在稳定了。侯哥现在特别信任堂口，又来调其他病。这就说明老师这种认知是对的，穴位就像螺丝，点按拧紧，一不会那么快骨质疏松，二身体不会散架。

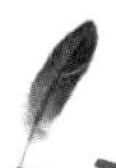

16 相互切磋

今天下雨，顾客不多，学员有时间对练，被中正按完一遍后，胖哥马上感到舒泰有劲。这就是学员间的互相磨刀，堂口称之为保锐。切磋应该是把对方磨锐利，而不是相斫互砍，搞钝了。

持身每戒朱弹雀，养体常如刀解牛。

以宝珠去弹麻雀，不值。以自身与他人较劲，很易损毁消耗。在相互切磋中双方取长补短，彼此提升才是上策。

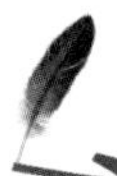

17 广种不如狭收

足反界有这样的说法，按摩完后一小时别碰冷水。并且，男按脚师一天不要按超过七个，以五个为妙。做多了就像柴刀多砍没有去磨锐，就会钝会暗钝无光。

《道德经》讲“少则得，多则惑”，这个少是少而精，这个多是多而滥。农夫讲的广种不如狭收，即是此理。同样，将一个反射点做熟做透，比隔靴挠痒地做百十个强。

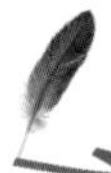

18 一懒配十勤

一懒配十勤，懒就会变勤。如果有两个懒惰的人，就得要配二十个勤快的人了。厚德载物，德不厚，好比小舟来载大物，不单载不起来，还容易翻船。不是堂口不慈悲去收人，是要掂量一下目前大家的整体水平。

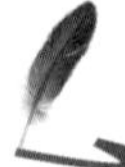

19 无病按脚

早上我将农场没长草的地方松了一遍。有经验的老农，因为松土及时，所以庄稼长势就好。有水平的医生，未见大病就按摩导引。治疗要在健康时下手，因此堂口是无病按脚，有病加药。

《内经》叫治其未萌，又叫上工治未病。

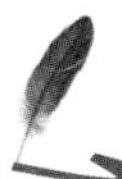

20 血糖高的真相

血糖10.0mmol/L以内的患者，堂口很快就能把数值降下来，口碑好。

堂口认为，血糖升高是由于脏腑运化不了，农村叫肥吃不到，松土肥易吸收，按脚糖脂易消化，此言极长按脚界学子信心。你看是血糖高，我看是血管里的肥吃不到，所以脏腑很饿，表现为消渴。消渴不是缺食，而是吸收利用转化不了。

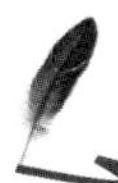

21 淋巴肿瘤的治则

一个淋巴肿瘤的患者经堂口治疗好转，这次又带来一个同伴。我们不是关注他具体得了什么病，关注病名不如关注气血。他说脚凉、麻，胃不好，睡不沉，我们就攻克这三样。搞下来，病情好转，搞不定，可能会恶化。

其实按脚就是保住抵抗力，点穴及时保好胃气，疏通经络就是深沉睡眠，这叫正气加分。

因此病人拿报告给我看，我们会讲：你就拭目以待，看着报告一次次在好转！有担当的人，才能讲出这样的话。

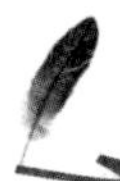

22 小儿躁动

普宁躁动的小娃，头发枯黄。堂口说这孩子一感冒，就很难好，他父母吃惊地说："医生你怎么知道？"

《黄帝内经》记载"发为肾之华"。肾就是终极抵抗力，发枯肾败，发泽肾壮。肾弱小病难缠，因此要按脚，肾主腰脚。

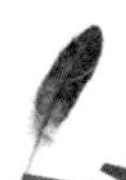

23 正气回归

一小儿，颈椎做过手术，有结节，被定义为难治的病。父母带着孩子遍访名医求医问药，一直不见起色，经人介绍，来堂口试一试。堂口认为，只要按摩按到正气回归，再难治的病也能拿下。

软暖之象，就是正气回归，如春暖花开，开枝条柔。

病人家属听了，感觉很新奇，因为我们把关注病名的心，一下转到关注正气建设上来。像学子，追钱财你会很辛苦，专修技术的时候就好快乐。术精德高，金玉满堂。德薄术浅，一贫如洗。

24 技术之柴

小儿多动，家长头痛。医界疑难，时代多见。

所谓一招鲜，吃遍天，只要脚底板刮一两小时，都会有效果，有效果就有信心。按摩须拿出愚公移山的精神！

按摩是技术之柴，用诚心之火，经过时间的熬煲，才能熬出色香味俱全的疗效之汤。

25 淋巴结秘方

今天高村人反映，有三例恶性淋巴结肿大的患者都是吃了这个秘方好的——鸡屎藤根、老虎菠根、天下锤根、牛奶树根各2～3两。

这是五经富秘方，不想它被埋没，特此记录。

传承人：西山村曾利森。

堂口有德行，结果病友治好的秘方都贡献上来。心存患者，患者心存你。

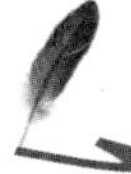

26 平常之极乃为神奇

不是老师不用附子、马钱子。不怕千人好，就怕一人错。不是说没有猛药，我们就没办法医治了。古人讲，天下无神奇之法，只有平常之法，平常之极乃为神奇。

并非烈火才可销金熔铁，文火久煲亦可炼化一切。

坚持按脚，加服用普通的八珍汤，就非同凡响。按脚是松土，八珍汤是下肥，菜是这样种，人也是这样治。

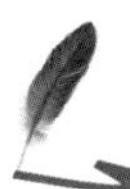

27 药方堂要注意

药方堂要注意：

安全第一。药以食疗为主，不要怕没效。据说高水平的按摩手，通常不是懂最多反射区，学医时间最长的，而是最有爱心的。爱心减少的时候，就不适合再行医了。

大道至简，求简。我们会的，小谦谦、张依健一定要会。我们会，他们不会，传不下去就一定会失败。因此，将四物、四君、平胃、四逆用活就是高手。用药尽量不要超过八味，刘力红有个老师叫田八味，药方八味以内，效果满意。

将药打成粉，方便服用，可以用药袋包好，做成茶饮方，像四物汤，熟地难打粉的，肯定要包好让他煎汤。像痿症、重症肌无力的，黄芪用50、80、100克的，肯定是打包熬水。

总之，以患者为中心，医技就会越来越好！

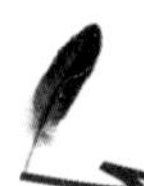

28 关节炎治法与书法吊笔

侯哥问：我这风湿性关节炎，手都快废了，还能治吗？

我说：可以的。药方是四逆散配合桂枝汤，再配合按脚调脾土，可以好转。

另外还要打通阴经，阴经易堵塞，像手腕跟肘。古代练武的会立掌，把掌立了，人就很豪气。传统书法一定是吊笔写，腕也是立的。现在的人写字腕都放下来了，字很难写得大气。

这个悟性是老师独创的，目前我还没看到有任何师父点到这两者的相关性。因此中正写书法多吊笔，这就是在开大陵。大陵是陵墓死穴，这个穴开了，就是养生，死气沉沉就会减少。

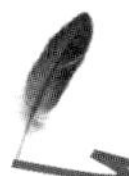

29　教育延伸

老杨反映，小儿多动，很是苦恼。老师说，我们只管帮他十个脚趾头做活做暖，他大脑就会变灵活。向日葵打开，阳光都进来。胃口一开，五谷杂粮都是大补。只要大脑一开，就一部《弟子规》，他就全活了。因此小谦谦啊、张依健啊，都要天天做十个脚趾头，等于血脉做大以后，自动沉住气，成大器。此乃持久战不二之理。

因此，你们唯一的任务就是千方百计让患者每个月都能坚持做三天，五天，或七天，要么在家做，要么在这里做，要么找正规按摩店做。老师做过实验，按完脚后记唐诗，仅需一分钟。没按的时候，记忆需要五分钟。因此，按脚有助于消化古文义理、诗词篇章。此乃教育领域的延伸。

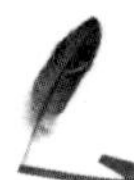

30 四种人按脚

有一健忘老太，转头即忘，出门都不知道家在哪，可按脚指头的记忆区。常人学按脚，只知道怎样将颅脑梗塞按开，老师认为按脚可以让灵光四射，朝气蓬勃。

老人按脚缓衰老，小孩按脚去急躁，

健忘按脚记性好，常人按脚反应妙。

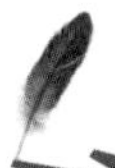

31 散者散也

中医没有特效的灵丹，四逆散小剂量用能健脾胃，中剂量用可以疏肝解郁，大剂量用可以通络。配合黄芪、党参用，能治虚人痹痛。

古人讲，散（三声）者散（四声）也，像四逆散、平胃散，制成散剂、粉剂，功效比单纯汤剂更加广泛。

32 走万步不如按脚

顾客说：我算热爱运动的，走一万步感觉脚还是麻，怎么来这里按半小时就不麻了？一万步还抵不过按脚半小时的效果。

龙江河的水天天都在流，但大岭洋的田却干燥。因为你的水没有引到细小沟里去。大运动有助于周身血气活，点按穴位，有助于刺激微循环，保持络脉通。

凡血气不到之处，便为病。按摩穴位，是引气血去灌溉病灶，造成对冲，身体的修复就能好。

33　疝气治则

按摩对疝气也有好处。疝气是肝气郁结加水湿下陷，按摩推动经脉，使之松解，身体发热能够蒸发水湿，渐渐地疝气就回位了。

别把疝气看得那么复杂，你要洞悉按摩机理，都可以以简御繁。

34　万用四逆散

四逆散可以叫通络散，四逆散是调肝的，肝主筋膜，筋膜舒展痛自除。现在的患者大多有四面八方的压力，身处困境，不得出离，因此四逆散用途广泛。虚弱的人用黄芪、大枣各30或50克煎水送服。

正如王清任讲的，周身之气通而不滞，血活而不瘀。气通血活，何患顽疾不愈？

35　河通舟行

肌无力的西山村患者，刚来时需要家人搀扶，脚没蹬力，做了几次后，力量渐渐涌出，可以再用黄芪、党参、大枣各30或50克煎水，送服通络散。

经络疏通以后再用药，如同河通舟行，畅通无阻。

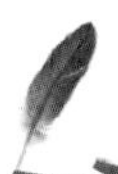

36　通补结合

张仲景很早就认识到，光用黄芪、党参补容易滞，光用桂枝来通，后劲会不足。黄芪桂枝五物汤，补而通，四平八稳。因此对于肌无力的患者，用黄芪、大枣、党参壮气血，再用四逆散或平胃散助消化，流通经络，补而不滞，通而有后劲。

采苦笋的朱哥，连续多天翻山越岭，至脱力，用芪参四逆散，一剂回力。

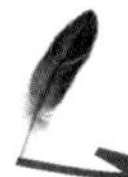

37　治未病

《内经》云，上工治未病。怎么知道一个人快要生病了？脚凉脑热，生病之兆，这是心肾不交。小孩脚暖动个不停，老人脚凉迟步难行，因此脚好永不老。

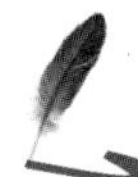

38 力从脚起

《拳谚》曰：拳由心发，力由地起。地起就是脚起，军哥说他按完脚后，上楼梯快了，蹬劲强了。

徒手疗法讲力从脚起，大力为夯，小力为劣。按脚术能让脏腑有力，使人强壮，断病于未萌。一个徒手客，目标绝不会止于祛病，更高的追求是强壮与安宁。

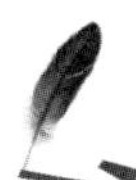

39 一个月按五天

堂口认为，头发一个月要剪一次，因为它会长出来。脏腑那些“骨刺骨垢”，跟血管内的斑浊，它们像苔藓乌霉，一个月也要按五天脚，便能借助气血对冲，将污垢骨刺带走。就像手指甲久不磨剪，长的太长了会影响手的功能，拿不了东西。指甲头发向外长，脏腑的垢积就会在内生，轻则为骨刺，影响功能障碍，重则为肿瘤包块，使人半死半生。《内经》讲，绝不能在半死半生时下手，那样就辛苦了。

因此，一个月按五天，是对身体的负责，是对未来的支持。

40 神方四逆散

深圳一商店老板，我只切脉十秒，便发现他思虑过甚，胃口不好，还焦虑。他惊讶地说：太神了！我胃溃疡很久了。我说：用黄芪甘甜汤（黄芪、党参、枸杞子、甘草、大枣），甘甜益力长肌肉，糜烂的胃就会愈合。

另外，要配四逆散内服。四逆散有一个功效，连张仲景都没有在书籍上讲，就是肝、肺、脾、肾四脏，犯上作乱，攻向心脑，俗话讲的以下犯上，所以他脑热手脚凉。四面八方烽火起战烟，四逆散就从中间让它散了。这方子的内涵很深，望学子好好珍惜研读。

我曾经用这一方四逆散，加木香、郁金，六块钱三剂药，把一个焦虑症治好了，这人曾因焦虑连续十天都睡不着觉。后来他送了三盒龙井名茶。他说：曾老师你火眼金睛呀！一眼就看出我脑热手凉！四肢的气血犯上作乱，要是没有你，身如何能安？

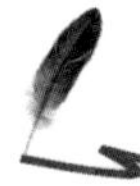

41 深呼吸的秘密

家政公司的老板问：按了脚我非常好睡，但按的时候很痛，你的学生说，深呼吸了就没那么痛，这是什么道理？

深呼吸，俗话叫透长气，又叫气入丹田时。气入丹田，整个人都膨隆，太极有一种膨劲，气膨隆后，无论抗击打能力，还是筋膜的耐受力都增强。功夫家叫练成丹田混元气，走遍天下无人敌。

我观察，农场用锄头铲地的，没练就深呼吸时，手很容易酸痛，一旦深呼吸后，酸痛就会减轻。中医认为，气能胜痛，气足痛减。

今天透露一个按摩的秘密，甭管是什么病，就一个理：将他的肺活量按摩增长30%～50%，你就大功告成，绝对口碑不断，顾客盈门。如果你做不到，那就是失败的。换句话说，顾客来你这里，未按摩前，只能闭气三十秒，按摩后，可以闭气一分钟，他的健康状况必会改善，你的口碑会更好！

因此，胖哥必须要拿砖头练劲，练气沉丹田，坚持练几个月，一般人用拳头打他，他都不觉得有多痛，但是他打你，你就觉得很痛。现在，按一般人，胖哥基本没什么感觉。因此，学习按摩练功，是利己利人的双赢之举！

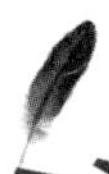

42 身残亦成才

娴妹的眼睛不好，胖哥的脚不好，身体带残，能否成才？你就看《八仙传》，男女老少，高矮胖瘦都可以成才。

古代有一个独眼的读书人高中，皇帝殿试，看见他后说了句：独眼岂可登金榜。谁知，书生平淡地对上：半月依旧照乾坤。

不一定整个月亮才能照亮地面，半个也可以；不一定要电灯才能读书，蜡烛也可以。只要你放光芒，小孩、老人都能得到口碑跟赞赏，不关年龄、高矮胖瘦的事。

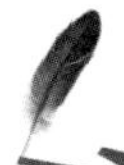

43 内外兼修

中正热爱研究道法，一看就知道老师这种单跏趺就是菩萨的自由坐，又叫自在盘。让患者边按脚边自在盘，内在的修炼跟外在的按脚结合时，疗效更上一层楼！瑜伽通过摆各种不同的动作，可以达到入空入静的效果。

因此我们的视野，不仅要关注脚下的穴位，还要关注病人的姿势，我们会把古医术的导引、印度的瑜伽，跟足心术，还有调神巧妙地结合。所以按脚，是没有天花板的。对人的修炼领悟越深，按脚带动的效果就越神！

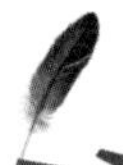

44 心病宜食薤

《千金方》上讲："心病宜食薤"。薤又叫小蒜，五经富中和圩，有五例骨刺痛多年不愈的，堂口就用薤白捣烂加醋炒贴在他们骨刺痛的地方，十天八天就可以稍安，贴一个月可以根治。那些没耐性的会半途而废，常常跟效果没缘。

平常食疗之方，却有神奇之效，秘诀是坚持即胜利。

45 陪伴

养生谚曰：少吃荤，多吃素，阳光底下常散步。身心清静了，寿命比彭祖。

今天胖哥让人感动，说双喜叔腰腿痛，要边晒背边按摩，所以要阳光底下按。

普通人热了就逃避，修士热了，就想让心清凉。不问苦不苦，但问该不该；不问难不难，但问需不需！病人需要陪他一起热个够。陪伴是一个徒手疗法师成就之秘！

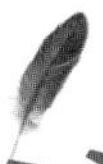

46 腿抽筋

梅姐每晚腿抽筋绷紧，不敢放低。太宝为其按开筋头（阳陵泉、承筋）后就放松了。

《黄帝内经》讲：诸风掉眩皆属于肝，诸颈项强皆属于湿。肝胆经被湿所困，就绷紧，一按开后，筋络就松软！

47 维护自律

近年来有不少人慕名而来，想加入堂口的团队，但王伟说：电子产品未禁前，纵你才高八斗，也会沦为平庸。不戒游戏者不收。

因此，优秀的团队，宁可不收人，也要维护好纪律。节饮食，戒游戏，乃铁律。

48 教学与医病

我们现在面临两个难关，一是教学，二是医病。教学好比“跟魔鬼扳手腕”，医病好比“跟死神较劲”，比爬珠穆朗玛峰还难。

因此，要掂量一下我们的收容教化能力，过犹不及。如煮饭，柴火不够别妄图煮一锅饭，容易满锅夹生，不如把半锅饭煮熟。

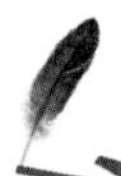

49 花生地的杂草

我早上在田里头拔草用了45分钟，老农跟我讲，花生根部长一根杂草就会少一粒花生。如果长十根八根，花生产量不单会少，还会瘪。

像胖哥、小谦谦、张依健等学子，如果有少许懒根杂念，学业的硕果就会少一点。有太多懒根杂念，成材的可能性就不会很大。农夫要警惕花生地上的杂草，学子要严于律己，克服懒惰杂念。

老农看我连续几天早上都在田里铲土，每次都是衣服铲湿了才回，很惊讶。

我说，花生、淮山需要我去培土，我需要劳作来松筋练骨。土壤要疏松离不开锄头，人生要轻松离不开劳动。

50 身体决定心灵

学生想拿《了凡四训》给患者看，我说，这个患者还看不了，《了凡四训》是心法。

孔夫子讲，中上之人，才可以语上法；中下之人，是不可以的。普通人，通常是身体决定心情，你为他身体按摩舒服了，他心情大悦。高尚一点的人，是心灵调身体的。心君泰然，百体从令。想方设法让人心平气和，喜悦充满，也就烦恼少，疾病消。

但现在问题是，面对大部分中等之人，那就只能先调身，再讲心法。把他身体按摩到舒服，再跟他讲道理，他就很信服。

记住，愁眉苦脸是不能听得进良言警句的。向日葵打开，才能采到阳光。有个词语叫欢喜信受，身体处于欢悦，心灵处于喜乐状态，他会产生信念，讲的各种真理真知，都能像海绵吸水一样尽数全收。

51 养生误区

有的人是捕鱼的，常年半截身子泡在水里，得了十年头痛还没好；有的人是厨师，手天天泡水里，得了许久的腰背痛好不了；有的人干起活来热火朝天，忙个不停，忘了喝水，导致咽喉干渴发炎，得了慢性咽炎。

这些都是养生误区。众人皆喊怕病苦，怕生病。可是怕苦还造苦因；怕病还生病根。故堂口要大家身心兼修，将养生观念和手脚理疗同时进行。你没把顾客做舒服，说再多道理人家听不进去；即使你给做好了，却没有强调得病的缘由，随后他还是会不舒服。因此，断病根要身心两手抓，两手都要硬。

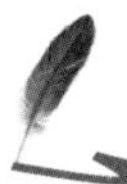

52 最大的浪费

早上老杨讲，有人在按摩时聊天，不专心做事，你要学按摩，就要专心，技术以外的东西不看、不听、不讲、不起他念。

一心专向书中事，两耳不闻窗外言。

写字端正莫潦草，文章一夜温十遍。

就好比一个人山能登得多高，除了体能之外，还得有一颗坚定的心，一心一意，心无旁骛地一直向前。如果学习时左顾右盼，术业不专攻，你就走不远，很难有什么成就。

世界上最大的浪费，不是饭没吃完倒掉，牙膏没用完扔掉，而是本该潜心精研专业、学习本领的时候，你选择了懒惰跟三心二意。浪费大米和牙膏，有钱可以再买来，浪费了如生命般宝贵的时间，金山银山也买不回来。

花有重开日，人无再少年。故曰："少年辛苦终生事，莫向光阴惰寸功。"古代的经方大家曹憨，"只有诗文医事通，若言俗物若痴聋"。

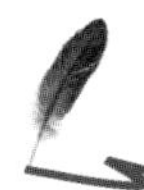

53 乐祸

饭桌上潜伏着凶险，有一种病叫乐祸，纵口腹之欲时很快乐，但过后食积却很辛苦。因此佳肴美食前，也要有礼节。

礼是对外文明进餐，节是对内有节制，量体所需，适可而止，不然享用一顿大餐，胃过度撑胀，之后整个人非常难受，此乃乐祸，乐极生悲之祸。

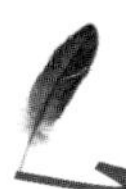

54 助纣助德一念间

晚上老杨问：有一个嗜酒的患者，给他按完脾胃调理好，又饮酒去了。像他这样，我们费心费力把他治好，他去喝更多酒，我们会不会造业？

对短期的顾客，我们先治病，用疗效让顾客满意、信服；长期的顾客，我们再治心，断其致病根源。不能对短期的顾客要求太多，不能对长期的顾客要求太少，这是中庸之道。我们要做的是用疗效让顾客满意，令短期客人成为长期主顾，慢慢再为他们去除病根。

助纣为虐，还是助人成德，在一念间。

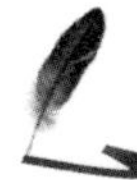

55 照顾的生机

大家来这里不要想着只学技术，要学体系！相信大家来这里学艺志都不低，立在开山创业，像老杨、王伟、中正，都有开山之资，龙象之气。学脉按穴位，只是弘道路上的铺路石。要学习的东西还有许多许多，在这里学习，生活的点点滴滴，都有可能成为你将来成功的契机。

以前有一个孝顺的孩子，他把爷爷照顾得无微不至，直至老人善终。照顾爷爷这些年，他精通了所有脾胃病、褥疮、老年人常见病的治疗，还有草药、艾灸、敷贴的方法。爷爷一走，大家都认为这孩子多年没工作，很难再谋职业。想不到，他在村里开了间老养堂，令老有所养，照顾十来个老人，每个月收入两三万，比在大城市打工的同村人还富裕，两三年就建房子了。原来上天给你机会，让你照顾老人，就是让你学会照顾老人之道。俗人只看到照顾之累和事业荒废，但实则是在平凡的照顾中学到了发家之道。

56 按摩手的身价

老师为什么要买《中医康复学》给大家看？

因为你们不一定有资格开方用药，炮炼丹膏，但帮老人做康养，是社会所需，也是仁心体现，前途无限。

虽然是保健康复，但必须得有自己的特长，特色。普通的照顾老人，跟保姆差不多，如果加上点按经络穴位、保健延年，身价立马就跟医生差不多。你将来是保姆价、医生价甚至是专家价，就看你自己的本事了。

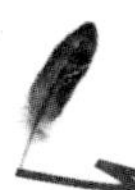

57 消炎心法

常人认为，炎症就是火气，好像一堆炉火。有两种方法可以冷却，第一种是拿冷水一泼，叫清热消炎，多饮水有好处；第二种方法就是用铁耙，铁耙能灭火，你相信吗？把炉火堆打散，很快就凉了。中医叫郁火，不郁则无火。所以太宝帮龙尾的多年妇科炎症患者点按后，她的炎症就减轻了。

有些学医的人很好奇：奇怪，你们堂口一没用消炎药，二没用清热药，怎么能让患者火降炎消？因为我们在她的手脚按摩，让她郁热疏散，如同横扫千军，从天而降这些招法，在手脚肌肉上梳理，心胸肚腹的闷气就会散出去，这就是铁耙灭炉火的启发。常人农场就是干私活，老师是悟真理，因此按摩可以消炎火，你们别被炎症吓坏了。那些深部的炎症囊肿也可以靠点按消除的。

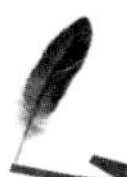

58 万疾总治

按摩经上讲，不管是眼炎、鼻炎、舌炎、咽喉炎、胃炎、胆炎、肠炎、食道炎、皮炎、骨炎、肉炎、筋膜炎、血脉炎、肝炎、肺炎、脾炎、肾炎，就像热水装在暖瓶里，两三天都是烫的，但要是倒到宽口杯里，片刻即凉。炎症闷在身体里，常年难以疏散，一旦按通，将火气通过全身毛孔排出体外，很快就头顶清凉，身心舒畅。

有腹痛的顾客苦闷地问：我到底是胃炎还是阑尾炎？

我说：扫垃圾哪会管它在门口还是桌底下，一律得扫干净。按摩者不应该太关注病名病位，中医的精华叫整体观，天人合一，无论何疾，疏散之，通畅之，温和之，便得大治。

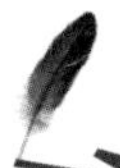

59 冬病夏治

早上，我在温泉讲了一个案例：五经富的昌叔哮喘，他只要夏天去泡温泉，冬天喘憋就会轻很多，不是极冷天气绝不会喘。每年最热的三伏天，他都会去温泉泡一个月。大家都说他是个怪人，他却解释说这是一个奇人传给我的“冬病夏治”法。

《黄帝内经》记载，头病可以治脚，脏病可以治腑，冬天的喘可以夏天三伏灸、泡温泉，这是古人的智慧。夏天泡温泉，却可以治疗遥远冬天的顽疾，如果不是高瞻远瞩的人，是很难想得到的。而《黄帝内经》无疑就是高瞻远瞩的经典。

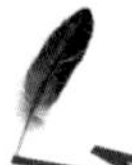

60 跪坐治便溏

茶厂的老板，大便稀溏三个月，他每天喝茶多，应酬多，坐着少动。我教他跪坐：跪姿，屁股尽量坐到踝关节上，也就是古代的跪坐。

他说刚开始很辛苦，坐不了多久。现在坐的自然，时间还长，半个月下来大便就成形了，比理中丸还有用。跪坐可通经活络，疏风散寒，升阳除湿，清气上蒸。

61　端正坐姿

茶厂老板介绍来一位卖瓷砖的老板，他是腿部湿疹，也这样经跪坐治好了。堂口猜想跪坐不但能升阳除湿，还应该能解决一切湿腐，因湿而长的包块、积液、囊肿等问题。后来让一位建筑公司的老板也跪坐，他的腰果然好起来了。

原来，端正一种坐姿，可以拔病根。

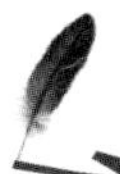

62　学子必修之跪坐

我观察，低处的木头凳脚容易腐烂，森林里倒下的树木就容易长木耳，那些菌类、菇类大多长在低处，因为低处潮湿，湿腐万物。如果长期坐车、坐沙发、坐凳、卧床，湿不是在屁股上，就是在背上，要么在腰上。久而久之，转摇不利，骨刺突出，包块息肉，接踵而至。

抹布放低处难干，放高一点容易干。洗好的菜叶，放在地上水湿多，用筛盆架起来，很快就干了，这叫升阳除湿。因此，跪坐比盘腿更能升阳除湿。

我豁然开朗，由此推广到一切肠息肉、子宫肌瘤、盆腔积液、妇科炎症、腰肌劳损等久坐一族，形不动则精不流等气郁人群，并且把跪坐定为学子必修。

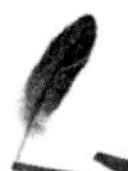

63 养生五难

听说过这样一件事：有两艘船同时在河上运输物资，到中央时风浪起，一条船的主人说："这批货价值好高，一定要看管好！"于是众人死命抓住不放，最后船翻人亡。另一个船主当机立断，令船员把所有货物都抛到江里，船成空载状态，随风浪上下漂荡，最终化险为夷，顺利过岸。

一面命比货重，舍财保命；一面货比命重，舍命不舍财。俗言，未闻风浪覆虚舟，意思是说没听过风浪将空船打翻的。顾客来按摩，一说手机放不下，二说宵夜熬夜放不下，三说染头发美容放不下，四说开车抽烟放不下，五说山珍海味放不下。你这条船就载那么多东西，什么都想装，能不沉吗？

因此嵇康感慨说，养生有五难，名利不除为一难，滋味不绝为一难，喜怒不去又是一难，再加上现在熬夜沉迷手机也是一难，样样你都揽在身上，如镣铐在身，焉能跟师登寿康珠穆朗玛高峰？

注：嵇康《养生论》之养生五难：名利不灭，为一难；喜怒不除，为二难；声色不去，为三难；滋味不绝，为四难；神虑转发，为五难。

64 潜力股

上午，海南的顾客说：不到半年的时间，胖哥变化如此惊人，现在都能独当一面，开馆自立了。我也要把孩子送来学习。

堂口培养的学徒们成材成师，让顾客受益，就会有源源不断的生意，跟门庭若市的人气。即兴赋诗一首：

我本宝珠一颗，久被尘劳关锁。

今朝尘去光生，照破山河万朵。

胖哥本来就是个人才，宝珠一颗，只是染上了玩手机、不爱动、贪吃的五欲六尘习气，一旦天天运动，日日练功，朝朝积功，夜夜累德，黄卷催我朝起早，青灯伴我夜眠迟，就好像宝珠把尘垢刮干净，那种光芒像太阳一样，将照耀万紫千红。

胖哥减肥成功，意味着他可以开运动减肥班；他的学艺成功，意味着他可以开不良少年从良班；经他治疗膝盖痛、心脏病的老人都缓解了，意味着他可以开养老保健班。

他的潜势太大了，他就是真正的潜力股！黑马！

令我吃惊的是，顾客居然向我提出，让她的孩子跟着胖哥学。可见，学好众人追，墙倒众人推。真正学有所成，不怕他人不跟从。

65 为患者解除心中疑团

瘦人多疑，疑心生暗鬼。古代有杯弓蛇影，也有疑邻偷斧。一般肝胆经堵塞，患得患失的瘦人，容易生疑。疑惑就会造业，造业就会有苦，叫惑业苦。

要为这类人破迷开悟，设计按摩流程，不能认为气冲病灶是坏事，也不能将排病反应当成不好。我的学生脱胎换骨时，同样伴随心力巨大煎熬和转变。身体正邪较量，会有一些痛苦反应，因此要和善开导。

劳其筋骨会苦，百脉通畅会乐。

每个推手都要成为善导。解除患者心中的疑团时常比帮他缓解肢体疼痛更重要。做好持久战准备，稳扎稳打，有决心打硬战打死战，用愚公精神，赢得最终胜利。

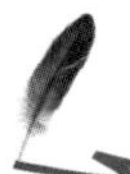

66 综合营养

老粗公坚持散步走路，但哮喘一直没改善。我教他找片地，种花生，徒手一根根地拔草，一年下来，哮喘好了。

人需要胡萝卜、豆芽、玉米等五谷杂粮，身体也需要蹲、跪、盘腿、站立、卧躺、站桩等各种动作。光徒步行走七千步，有好处，但不全面。就像光吃大米，时间长了也会营养不良。老粗公对我佩服得五体投地，把种的花生送给了我。

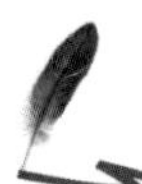

67 好了伤疤忘了疼

有位心绞痛的老人，帮他按摩以后，舒服了，随意了，开始不穿袜子。不穿袜子也没问题，但必须得保证足心发热，他的脚心以前就是凉的，足寒伤心。

人性的弱点就是好了疮疤忘了痛，又开始吃喝玩乐应酬跟熬夜了。一次教训不重视，下次教训更严重。

智者见微知著，履霜坚冰至，早预防了。愚者引火上身，温水青蛙不能觉。

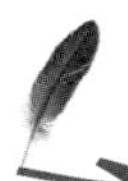

68 屡教不改更可怕

爬山总是刚开始热情高涨的多，坚持到最后的少。像在ICU急救过来的老爷子，跟他讲按摩康复后，烟酒不能碰，尽量少应酬，结果按摩结束，他就推杯换盏，应酬去了。

张仲景讲："驰竞浮华，不固根本，忘躯徇物，危若冰谷。"忘记自己身体发肤，受之父母的精气神，不顾按摩者千辛万苦每日一小时的推揉，不顾苦口婆心的告诫，一意孤行。一次两次错，那叫过失，可以原谅，反复强调还是犯错，那叫死性不改，不可以原谅。

公司里有两种人不可以要，一种是从不犯错的，一种是三番四次老犯同样错的。从不犯错的说明他没干事，闲着；同一错误三番四次的犯，说明做事不用心，不动脑。我们不光为病人医病，堂口是足心道，借按足疗愈身体，达到心灵觉悟之路。

原来，比心绞痛、ICU更可怕的是屡教不改，逢师不学。

69 心之力

仅患头痛的甘姐，不能按时定期来堂口按摩，三天打渔两天晒网的，一个头痛到现在都根治不了。而瘫痪的平叔，王伟上门教他贴耳穴、艾灸，教他的家人如何帮平叔搓脚、点按，结果家人认真执行，天天轮着做，积极做，平叔也按王伟所教，从朝到暮都在训练，二十天下来，能撑立一小时。瘫了两年，用二十天站了起来！这个真实的案例不知能不能让大家对按摩有更多信心？

未生信，令其生。已生信，令增长。这是导师之职。

单靠按摩能治好病我不敢保证，如果患者自强不息，老实听话那我保证一定能行。患者那种逢师即拜，遇道便学，惜师如命的精神，让整个人的气貌有所改变，让整个家庭都信心满满，充满希望。

因此，在推手眼中，不存在特别疑难的问题，只存在乐不乐学喜练的心。毛泽东写过一篇《心之力》，讲的是心力的作用巨大。为什么病重的好得比病轻的还快？是因为病重的下的决心大。下定决心，不怕牺牲，排除万难，全力以赴，胜利在望！

没有对比，就没有伤害。我们治病，不是像捏柿子捡软的捏，而是诚挚地多下功夫，铁杵磨成针，这也符合至诚感通的定律。

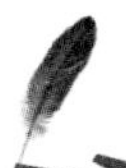

70 定疗程打持久战

顾客一来，我们都要问他最想解决什么问题，叫主诉。像张荷花，常年失眠，一夜醒五次，今天点按第三回，我一进门，她便满面笑容地说：“曾医生，我昨晚彻夜好睡！好久都没这感觉了”。

但是，大家不能以为把失眠做好转了就觥筹庆祝，她还有蛋黄大小的子宫肌瘤呢！只能说初战告捷，还要做好打持久战的准备。因此，不了解她的病，是没法定疗程的。我为堂口顾客定下每月按5次，既可有病治病，又可无病强身。

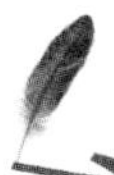

71 遍山寻贼的治法

昨天喜讯传来，一个经ICU急救的病人经过一个疗程的点按，现在能挑担浇菜，正常生活，可喜可贺。为他点按的是胖哥，执行手法是遍山寻贼。

胖哥问我，心脏病应该怎么按。我告诉他四个字：遍山寻贼。只要将他脚底板做热，做暖，甚至做滚烫，寒气自然留不住，湿气也跑掉了。哪管他心脏哪处堵塞，学力根深方蒂固，功名水到自渠成。轻症脚底每天一小时的点按，危急重症起码是五小时六小时的点按，每隔一小时就做一小时，这种愚公移山的精神，就能做出世界天地。现在老人家已经待胖哥如上宾、贵宾，并且要把他小孙子送来让胖哥教。看到你们成才、成师我很欣慰。

铁拐李当初经历挫折，人皆弃之，有朝一日，丢掉恶习，登道为仙，人皆仰之。我的办学宗旨是令鳏寡孤独废疾者皆可以成才成师，这个目标不能忘失。一旦忘失，就像堪舆家丢掉了指南针，在航海中很快就会迷失方向。

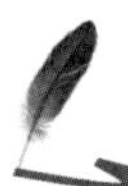

72 四逆散心法

创涛讲，网上有一篇《浅谈四逆散》是一位方药师写的向中医普及学堂及老师致敬的文章，因为老师写的《芍药先生》、《四逆散》等书籍，让他大受启发，临证如有神助。

有学生好奇，为什么众方中，我独好四逆散，对芍药、甘草情有独钟。当今时代，五欲六尘诱惑多，七情喜怒变化多，人无意识的紧张状态，从肩膀和眉头均可以看出，耸肩、皱眉可用四逆散，这是张仲景都没讲的。至人方可授，庸人切莫说。老师是结合时代的特点——紧张、着急、功利、忘躯徇物，然后于众方中选出四逆散，可放松、解痉、行气、达表和降浊。

通常在不喜欢的环境，人会感觉很累，像身处十字街头、徘徊犹豫，而在喜欢的山野田园，整个人的神经放松，神清气爽。如果人总在不喜欢的环境中，他就需要四逆散，将四面八方的逆境都散掉。这是我平时妙观察智，看世道人心，再加上忘我内注，勤读古书相结合得到的心悟。

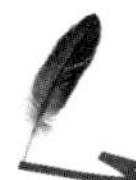

73　三等治法

我们的按摩堂口，并不是一人在奋斗，而是举全堂口之力，帮患者脱离苦海，若无教学，绝办不到。若无带动，效果也不会高。

上等治法，传帮带；中等治法，死命做；下等治法，懒悠悠，被顾客嫌厌戏说。中医治法叫整体观，起码要看一个家庭，动用全家之力，社会之力，而非一己之力。像这种顶难立教，临危传道，正是学者所为。

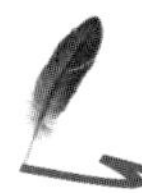

74　切磋间的成长

胖哥同聪明的嘉林对按，愚鲁的胖哥从嘉林那里学到了按踝关节省力之法，他高兴地说：以前没按到的点我都按到了。他们之间切磋没有对话，但胖哥却长功力了。所以高手到最后，都会觉得对手是自己最好的朋友，因为切磋而长功，自己的一些短板得到补充，学艺漏点得到填补。老杨听了感慨地说：学无常师，择善而事。

胖哥虽有残疾，可是他有很多优点值得学习，最主要的两点是少言寡语，踏实肯学。从这件事看来，谁都不可以小视笨手笨脚的人，一旦他谦虚好学，他身上就有一股圣贤之光，值得大家学习。

耐心、憨厚、笃诚这三样是扭转乾坤之力，平地起基之资。

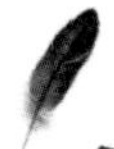

75 为什么而学

我曾在揭西国学馆看到一首馆训：

学所以利己，教所以利人。

不学则不智，不教则不仁。

老杨认为胖哥的成长是因为好学。他只讲对了一半，好学的动力在于想教，想成师，叫教学相长。胖哥才刚刚开始，他的动力在学以致用，如果他动力在利人教人，那更不得了。古籍讲，三折肱九折臂，而后可以为良医。想要成为良医，不是说真要把自己的肱骨打断三次，手臂打断九次，那谁都受不了。而是形容由凡躯到圣骨，要经过三九二十七次变化。

为名学，为利学，为饭学，为治自己病学，为家庭富裕学，为家族受人尊重学，为爸妈脸上有光学，为恩师精神永驻学，为中医兴旺传承学，为国家鼎盛富强学。

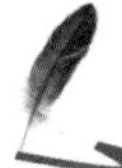

76 调神之秘

今天创涛跟大家讲到，按摩要注重调神。《黄帝内经》讲："粗守形，上守神。"上工是把人调到"恬淡虚无，真气从之，精神内守，病安从来"。

21世纪是精神紧张焦虑的时代，而神志病的集中体现是失眠，头痛脑热。中医叫头痛治脚，头颅的反射区在趾端，调脚就是调头调神，神怕焦虑，怕着急，神藏在心，成语叫急火攻心。调神是一种形而上的说法，换一种通俗的讲法，就是把它调到舒缓。《黄帝内经》叫静则神藏，躁则消亡。失眠七天的患者，按脚底板一个小时，第二天就能一觉睡到天亮，因为按脚后，人处于忘我注内的道家寿康养生境界，神得以安，气得以定，神安气定，何病不愈？

我希望你们过来以后，让绷紧的神经放松缓，让弦硬的筋骨变柔软，让冰凉的脚底板变温暖。软、暖、缓三个字，就是调神之秘，就是古医家讲的：

缓字医家第一功，万千高明在其中。

行住安详体舒泰，天下医子无不崇。

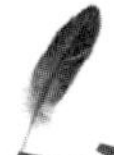

77 朝讲夕践

胖哥早上说要剪头发，晚上来做晚课的时候，他的头发已经剪短了。朝讲夕践，这种精神是优秀学子必备的。

婉瑜早上把昨天的讲稿整理打好，符合做事快、准、狠，思想仁、智、勇。如果讲迅速决定力量，这种言出必践的速度就是力量。

78 真正的以文化人

顾客来堂口时，我经常会问：“你要上等医，中等医，还是下等医？”上等医好九成，中等医好七成，下等医好五成。

上等医遵从《黄帝内经》里恬淡虚无，真气从之，精神内守，病安从来；中等医辨证论治《伤寒论》；下等医保健养生，针灸打吊瓶，仅可缓解一时。

好多人都想要上等的疗效——上等医，但他的行为配合程度却配不上他的理想，他的脚力跟不上他的愿力。

我著有《中医10000个为什么》系列，就是劝人百世以书。希望用良相治国的本事和文案智慧，来临证救人。试想我国古代中医大家如果不把自己从医心得体会编著记载下来，历经几千年，会有多少治病良方失传，无从查证。所以我一直要求堂口的学子们，每天坚持听课做记录，课后写心得，就是希望将有些中医精要汇成文字，传承下去。

祖师训讲："至道无难，唯嫌拣择；但莫憎爱，洞然分明；才有是非，纷然失心。"你们要记住，永远只做文昌之事，文化昌盛，以文昌人。将来机缘到了，我们可以上午做按摩，晚上做网络的答疑解惑。

因此，谁来看病，得什么病，来多少次都不重要。《大医精诚》讲："不得问其贵贱贫富，长幼妍媸，怨亲善友，华夷愚智，普同一等，皆如至亲之想。"怎么做？就四个字——一心赴救。然后写《千金方》，我们可以写《千金论》，像老师现在，一个答疑解惑是千金论，一条医门警训也是千金论。

古人讲文心雕龙，非文不成！古代功劳最高的帝王大臣，才可以冠以文德谥号，就是说，文是可以通天彻地的。因此，我要求我的学子们，像胖哥、婉瑜、太宝等等，加强文笔训练，为将来成才、成师奠定坚实基础。

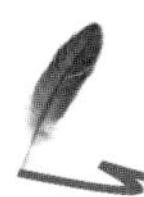

79 尿崩的治则

不止恶而修善，如漏篮打水，终究一场空。

像孩子的尿崩症，用黄芪30克，金樱子20克，一次就好了大半，若想要断根，还可以加牛大力20克。但我并没有一下子给她根治了，因为这孩子一天到晚玩手机，《黄帝内经》讲，中气不足，溲尿下陷，兜不住了。她一玩手机，腰以下全凉，血气全集中在眼睛，想屙尿时，底裤已经全湿了。孩子母亲找到我，我笑着说：你要去找孟母，这是孟母的事，不是我医生的事。她说孟母在哪里？我说孟母在棍棒、雷霆呵斥里。子不学，断机杼。

五经富的训经楼有言：

训经求上进，儿孙终登龙楼凤阁；

玩物丧前程，子弟岂保富贵门第？

像尿崩，多点按膀胱反射区和心脑反射区，很快就好，因为心脑主操控，膀胱主收放。

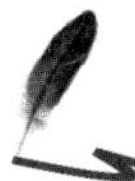

80 立法立规的重要

河婆的阿姨，乳腺增生，子宫肌瘤，很多问题。经验丰富的王伟让阿姨把注意事项拍回去。堂口不多解释，自己认真看，有不懂的再解释。她看后恍然大悟，自己手硬就是汗出洗凉水，胸闷就是忙到没时间按脚保修身。

有人会说，我要照顾三个孩子，哪有时间照顾身体？张仲景提到“忘躯徇物，危若冰谷。”忘记了身体，在物欲里殉葬自己，这比站在薄冰上，面临深渊还要凶险。

作为堂口按摩师，每天要接待许多顾客，如果没有写注意事项，光答患者的问题就会身疲力尽；如果没有写堂规，将被顽劣子弟搞得晕头转向。

因此，堂口得慈严并济，慈在于讲课的谆谆教诲，如雨露无私；严在立法立规，敬若神明，丝毫不得触犯。堂口兴旺在慈严之间，纪律要严明到寸丝不让，救人的心要慈柔到如至亲想，这时你就可以显露勇者的气魄和慈母的耐性，勇和耐才是众学子应该追求的。

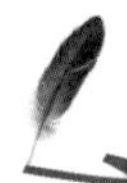

81 一技专长

行医其实很容易，有时可以一战成名，像把失眠治好，整个村失眠的人都会来找你。因此要有一技专长，俗话叫杀手锏。孙思邈拜师，都去拜有一技专长的人，百样通不如一样精。真能把病人浅睡眠治成深睡眠，失眠变成好睡眠，短睡眠变成长睡眠，大家都想与你做朋友，想不出名都难。

花开时蜂蝶至，技术成时朋友多。处人合是三思善，应世还须一技长。因此，堂口认为，宁可穷吃穷喝穷穿穷住，绝不能穷技术。家有千金，不如薄技随身。

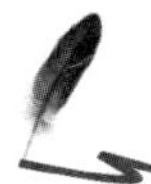

82 头上瘤结治法

普宁来的一对夫妻，妻子头上长了个瘤结，倾尽家财做手术也没治好。上个月他们自驾两小时从普宁赶来，曾师见他心诚，便让王伟教他按脚，并开了方药（消瘰丸合二陈汤）。这个月他又过来，说吃了曾师开的药，再加上他每天都给老婆按一次脚，现在头上的瘤结明显变软了，对曾师及堂口感恩戴德！

曾师今日便又传他拍打之法，主要是拍打整个侧面的胆经，因为凡瘤结、硬结，都是气郁所累，心有千千结，拍打胆经，就是疏肝行气，气解结亦散。还告诉他，随随便便按十次，不如细心专注按一次。每天给妻子按脚，要记住温柔、持久、渗透、专注的心法。

顾客每次来，都有惊喜，永远都让他们感到不虚此行，这是堂口经久不衰的核心机密！

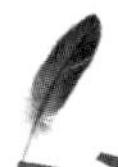

83 意外惊喜

一位得了乳腺癌的阿姨反馈说，经太宝按摩后，她现在睡眠特别好，也记住了老师的话，人要三好就没病（好胃口、好睡眠、好精神）。太宝还教她拍打胆经，教她练八段锦，她都坚持在做，因此效果很好。

曾师感慨地说：垂死之人，对法必会倍加珍惜。因此每次来，你们都要给她惊喜。下次就告诉她，乳房的问题还跟胃经有很大关系。因为肉属胃管，筋膜属肝，《内经》叫厥阴不治，求之阳明。因此培元固本还在胃经。下次教她敲打胃经。

像曾师每日教老胡按摩，也是让他永远有新的收获。刚开始教他做脚底，再教他做脚面，再做手腕，再教开十二原、开四关、开八邪。如果一次全部都教给他，贪多就嚼不烂，一次教一点，学会一招，再教下一招，既容易吸收，每日还有意外欢喜。这就是教授之道！目的不在学会，而在精通。方向不在自用，而在教学。

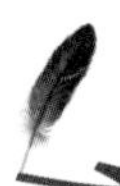

84 妙手生春法

中正汇报说，他在帮坐轮椅的老爷爷按脚时，发现曾师之前说的搓法对这类老人来说效果特别好，尤其是用鹅掌来搓揉，力量又渗透了，自己同时还能练功。

师说：这个鹅掌搓，又可以称之为妙手生春法。这一条线做好，就是春风，像余师讲的，天南星放在阳台上自己都会冒芽，因为春风到了。你无论把房间的门窗如何紧闭，都没法堵住春风的到来。春到百花开，只要把脚底搓热，这一缕春风灌进去，百穴自然会打开了。所以左右上下反射区是入门必学，高阶的修炼是一个点将它搓揉做透。就像电饭锅，通过底部的插头一插电，饭就熟了，它并没有去加热每一粒饭粒。所以人体也是，一定要找到底部的插头点，那就是涌泉穴，牵一发而动全身，从脚底涌出源源不断的能量输送到全身，这就是鹅掌搓的厉害，也是妙手生春的秘诀。也符合穴经赋上的心传：寸寸人身皆是穴，但开筋骨莫狐疑。此乃至诚方可授，庸人莫乱说，得诀归去好读书的心传！

85 按脚的治沙工程

陈师分享最近做的一个案例，一位患者子宫肌瘤有鸡蛋大小，每次月经都要持续十多天以上。而陈师给她按了5天的足底，每天都长达一两个小时，把整双脚做热。结果5天过后，她的经血停了，对陈师千恩万谢。

其实只要把她的血止住了，子宫肌瘤自然会消逝。为什么按脚能够止血？首先，凡是气血上越的疾病，按脚时痛得你咬紧牙关，这就是固齿功，就能令气血下潜。

更重要的是，要从天地大象去领悟医理，这样会非常霸气宏伟。黄河经常有这样一个现象，流域所过之处不久会形成很多淤泥堆积，堆积多了就可能决堤，一决堤就会冲垮村寨。就像现在的人，营养太丰富，压力又太大，导致血管壁不断变厚，血里的瘀滞一多，稍微生点气就容易牙出血，稍微发怒就眼出血，他以为是上火，其实是里面早就压力过大。压倒骆驼的绝不是因为最后一根草，而是因为驼峰本来承载的负担太大。

所以按脚就是将血管扩宽，并保持有频率的脉冲。像冲马桶一样，蓄够水后一冲，再蓄水再冲，什么积滞都带走了。所以清淤工程是长江黄河最重要的治沙工程，按脚也是如此，不断按的脚底沙沙感没了，这就是治沙的过程。而且按脚还能止血，以后什么脑出血、鼻出血、眼出血、子宫出血、胃出血，你们就都会治了，这就叫糊里糊涂治病，清清楚楚悟道！

这些都是建立内堂强大自信的核心所在！

患者想治好病，就要拿出耐心来，治理河沙岂是朝夕之事？患者如果有耐心，持之以恒，我就为患者奋战到底。如果患者自我放弃，恐怕我也无能为力了。这就是堂口的霸气！

86 安心之外无妙方

老胡按的荨麻疹患者，虽然现在睡眠改善了，但是有时还是会痒，老胡劝她多出汗，但她不听。

常运动一身轻，不运动一身病。

师说：聪明的人看到吃苦，也会觉得是一种喜悦，因为苦尽甘来。医生看到一些发病反应，就会替病人高兴，因为有些症状是好转的征兆。像痒，是不断往外面发出来，而不是往脏腑走，这就是向愈的反应。

老胡说：每次点按刚开始她会很痒，但按了二十分钟就不痒了。

师说：她的痒就像残兵败将，要反复来回地拉锯，这就是往来寒热。平静的时候就稳定，烦躁的时候就发痒。所以后期要给她喝小柴胡与四物汤调少阳收尾。这叫治风先治血，血行风自灭。有些时候，患者的疾病是过去的恶习体现。像她以前肯定起居无常，生活无规律，因此会感染这些风性善变的疾病。这些痒症表症，多提示这人善变，情绪波动太大，叫少阳。如俗谚，六月天，孩子脸，说变就变，少阳即孩子。反正无论如何，都要通过按摩使她的心清静下来，这就叫安心之外无妙方。

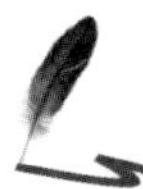

87 减缓老化

中正汇报昨天按了一位坐轮椅的爷爷，家住中和圩，女儿推他来堂口做按摩。因为女儿以前一直坚持来听课，对老师的医术很有信心。

老师告诉她，老人的问题，不单要靠吃药，还要靠按脚将经络按通。若人向老，下元先衰。点点按按，病去一半！

昨天经过中正首次按摩，老人家原本夜尿四五次的，昨晚就只起来了一次。老人和女儿信心倍增。

师说，把脚按热，如服肾气丸！老人家现在的很多症状其实就是老化的必然过程，岂有灵丹保不死，按摩却可延年寿。我们无法阻止树叶的凋零，但通过我们勤于灌溉，精心呵护，可以让它慢点老化。所以按摩有减缓老化的作用。

孙思邈讲过，子欲不死修昆仑，劝君揩摩常在面！昆仑乃头部，这是按摩的精髓，不止去病，还可长命！

88 力量的练习

老胡说，现在发现自己的手越来越有抓力了，感觉很有信心。记得老胡刚来时，做一个顾客就力不从心，气喘吁吁。老师说，这不奇怪，你已四十了！人过四十，阴气自半！

大家经常会讲脑力、智力、手力、心力，所以，如果谁忽视了力量的练习，他的心、脑、智、手将会变得没力。力因反复抓握而得以巩固。

最近有客人反映说感觉老胡的力量比胖哥还要强，胖哥被比下去了。

艺海泛舟，须力争上游。

书山登峰，要不甘落后。

形容书法厉害有个词叫势大力沉，老胡慢慢开始突破了，力是慢慢能沉到骨里的，又叫入木三分。木即肝之筋，力要到筋层面，没有反复练负重，绝对做不到！胖哥应向老胡请教，让老胡为他按脚，去亲身体会他的全面性。

对一个按手来说，应该牢记四个字：技无止境。力以大为夯，力以小为劣。不要以为你已经可以抓一块砖，就足矣了，还要练两块、三块；不要以为按摩练手抓力就足够了，还没有练头顶力呢；不要只把自己定义在保健，要往治疗上突破，学会了要精通，学工巧了要向师父看齐。这样才能不断提升，勇攀高峰。

89 无上灵药

江苏阿姨的痔疮被家林按脚做好了，临走时遇到曾师，她问还有没有什么药可吃?

师说，坚持长时间按摩就是药，诚心的长时间按摩就是灵药，一家人同仇敌忾，万念放下，就是无上灵药。这就是叫她女儿虔诚尽孝。

曾师给她举了一个急重症的案例，一天按六个小时，才将患者从ICU按出来。所以不要讲按摩没用，是你的时间和力度不够。要相信，有火就一定能够煮开水，但一根火柴棒肯定不行，得用天然气、煤气罐，而且得长时间加热，不能间断，这是两个必要条件。你水多我就火大一点，煮久一点，你问题大我就做久一点。

家林给你按治好了，那只是治标，你要一天能按六小时，才是治本的。给她信心，又训斥她不诚心。《素书》讲：神莫神于至诚！按摩有用，你们如果不诚心，就没用。

真是好言不需多，要言不繁，曾师三言两语，不到三十秒就搞定了一个问题。换作我们，苦口婆心半个钟头，效果也未必如我们所愿。

90 胃区要多刮

曾师交代老胡，要将胃部脚底反射区多做多刮，因为这是脚弓的位置是唯一踩不到地的地方，所以要多做。至虚之处，便是容邪之所！另一方面，四象五行皆藉土，土生万物，松土则周身有光。

同理，大家对自身的盲点、缺点、藏污纳垢之处，要加强清理攻破。像胖哥，他就不喜欢做文案，老杨做的多写的少，太宝的汇报不够完美，小程听课记录太少，中正没有往词丰句富方面下功夫。

曾师总是在帮助我们，提点我们，不断地补足自己的短板，这样未来才会收获惊喜重重。

91 保脾四要

家林问师：喉中有痰是为何？

师说：思伤脾，脾虚则生痰。治痰养脾有四招：节饮食，戒游戏，忌生冷，寡思虑，这四点又叫保脾四要。

古代的医生叫哲医，哲医有个特点：看得远，想得远。就像家林有痰，吃陈皮可以化痰，这能治标；节饮食，勤运动，这能治本；寡思虑，戒邪淫，这能断根。夫善医者，专论精神。《内经》讲，治病必求其本。思多气血伤，寡欲精神爽。这才是大根大本。

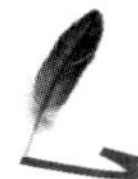

92 司机的失眠

鸭母湖的一位司机长期失眠，还伴有脚肿，请曾师帮他看看。曾师未动手，只教他用手捏脚趾，他捏到脚快要破皮了，问曾师怎么办？

曾师说，继续捏，把每个脚趾都捏到发烫，捏到破皮也不怕。

过了几天，司机惊讶地说从未有过这样的好觉，简直比吃药还管用。他还想进一步治疗。

曾师便说：那你先从你家门口一直扫到村路口。

司机辩解道，以前做过好事的。

师笑说：昨天吃饭饱昨天，今天睡觉保今天。听得进去，咱们再深度治疗。

原来，这司机在乡人中口碑不好，对父亲不孝，所以师先以技服人，再以德化人，让他做好事，行善积德。寥寥数语之间，不但转病为健，更转凡向善，真是要言不繁。

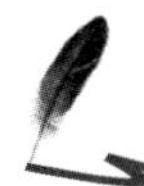

93 三闭养生法

胖哥汇报说，江苏的阿姨经过自己几天的点按，现在身体状态调整得还不错，但她就是管不住嘴，总在讲以前遇到的惨事，不知道该怎么办。

师说：这太简单，十二个字就解决了：闭口养气，闭目养神，闭耳养精，这叫三闭养生法。让胖哥写给她。她听不听是她的事，但你不写就是你的问题。

堂口的卫生干不干净不关任何客人的事，但你作为弟子，你不扫不弄干净，就是你的问题。不管别人怎样，先把自己份内事做好。

94 名不虚传与名不符实

有的学生问师，为何不利用公众号的人气，引一些慕名而来的顾客和学子来，好将堂口越做越旺？

师笑说：学堂以清静为兴旺，并非人多就是好。凡慕名而来者，皆会得两种收获：名不虚传与名不符实。若弟子做得好，令其认为名不虚传，则师欣慰。若弟子不争气，堂风不庄严，让其认为名不符实，则来者心寒，师亦失意。

一战就败，不如不战。

既然要战，便要取胜。

非取小胜，力求大胜！

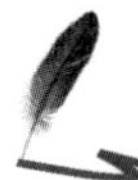

95 世间两种热

师说，世间有两种热，一种热是名闻利养所致的心胸郁热，有求皆欲火，无欲自清凉。一旦有占有、控制的念头，像儿女不听话要操心，配偶不顺意要烦心，邻居街坊吵架要闹心，导致郁热充胸。

另一种热就是营养过剩。现在人条件好，普遍都摄入过度，吃煎炸烧烤、肥甘厚腻，不知道饭到七分饱，淡味入腑通筋骨。这是肠胃郁热。两个火加到一起，就变成了炎症。

所以淡泊名利和节食，就是掐断万病之源的无上妙法。

世人多爱金，我爱刹那静。

金多乱人心，静见真如性！

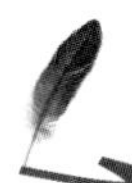

96 手中逍遥散

王伟师兄请教曾师，人生处处皆是穴，但开筋骨莫狐疑，这句话应该怎样在按摩中体现呢？

曾师微微一笑，让王伟师兄把手伸出来，曾师说："就拿这只手打个比方，一只手上就有人体全息图。"

说着，曾师开始按揉王伟师兄的每个手指侧面，接着说："人体的每一处都有筋，小筋连中筋，中筋连大筋，一直可以连到大脑，所以我永远都是揉筋的那个层面。而筋为肝所主，揉筋其实就是在疏肝，就是解郁，能令人开心，令人逍遥。现在哪个人不需要逍遥？不需要开心？不需要解郁？所以给我一只手，在手中就可以操作出逍遥散，我就能让你把健康留住，这句话真的不是胡乱说的，是真实有效的。"

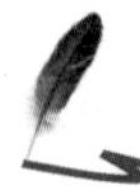

97 揉按

师讲到揉按的诀窍。

师说："揉可以揉散结节，推就可以推进行气。揉可以养其真，推可以顺其性。我们可以做个实验，找一个血压大概在170～180mmHg的，揉完手以后，血压立马可降下来。就像田里的水堵在沟渠里压力会很大，一旦把沟挖通，畅通无阻了，压力自然就减轻了。

一招鲜，吃遍天。神手一招可秒治颈椎，速降高压。最重要的就是你手上要有力，有持久、均匀、渗透之力，因为你不渗透就没有效果，不持久就不能治本，不均匀用力大家都怕你（按的力量时重时轻会让人很不舒服）。"

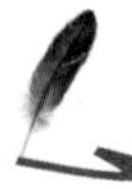

98 功显人助

娴妹的爸爸是盘村之长，晚上回来跟师聊了很多，他说："只要老师愿意开店，这些营业执照各方面的手续都不用担心，我都可以办到。"

师笑了笑，说："年后再看。"

师常跟我们说："只要你们专注将技术、人品、功力修炼到位，其他一切都不要去想，花开叶护，功显人助。比如堂口执照，为什么我不去办，因为我不想花这个时间精力去办，做得好，别人自然会主动送给你，于世有功，世必助你。我专抓教学，不营建校。最后我们再弄一个助残计划，把乡村剩余劳动力变成生产力，而且把低级劳动力变成高级生产力，完成这两个变化，做的事情就慢慢有亮点、有意思了。”

师的眼光和格局，永远是放在培养人才、人物的高度上，从来不执着外在表现的形式，只要德足功夫深，不怕没有好机会。

医路指迷

但凡十字路口，如果不设指示牌，指明方向的，路人极易歧路迷失。故学子习练按摩，熏修医道，在书海中遨游，学林里漫步，一不小心也容易误入自私自利的歧途，重蹈我执我慢的覆辙。

譬如，小谦谦、张依健听课时制造噪音，若非中正提醒，便有慢师之失。张宇、王伟并不成熟稳健，如果不提醒回书写帖，将来必难以成为担任一方堂口之老师。

榆羚、婉瑜、金宝丢失文稿，小洞不补，大洞一尺五。好的水缸，一条缝隙都不能漏，漏了就叫废缸。弥天事业，必从滴水不漏的功夫做起。

正所谓指路者，路牌也；指迷者，明师师父也。

我曾受余师指迷，必以中医普及为大任，从此寒暑不易，节假不休，过年没断，生病不间，日讲不辍，夜写不断，因此有今天徒众粉丝过十万之气象。

余师曾言，滴水虽微，渐盈大器，水龙头的小点滴，第二天大盆也能填满。每天小提醒，不断地记，经年累月你就能成大器。正如草里冬瓜，只要一藤供养不断，日增夜长，不自觉已硕大无比。

因此，做师父须有苦口啼杜鹃血，说法点化顽石的谆谆教诲，时时提醒。像骑自行车，车头要时时持中，一个失神放松，就会偏倒。

所谓福在受谏，言吾过者乃吾师，对于师长的提醒，不应起怨恨心，此为载福之器，受慧之资，成龙成凤，指日可待。

《菜根谭》曰："见人痴迷处，出一言提醒之；见人危难处，出一言解救之，无量功德。"故我此集名《提醒录》，又名《医路指迷》，能让大家同窗、同志、同学相互提醒，那医道心传，医灯续焰，蔚为壮观！

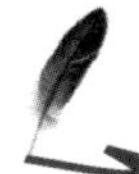

01 治痿

痹症难医，痿症比痹症更难医。

多数的植物在阳光的照耀下盛开艳丽的花朵，姹紫嫣红，美不胜收。人也要在心花怒放时，方能将萎症之病魔驱散。故将心包经推通，可以治痿。

痿症者宜多晒太阳，无阳光之豆芽菜软塌，有阳光之豆芽菜坚强。日月之华救老残。俗云：阳光无到处，病痛便上门。关爱和阳光皆可以疗伤。

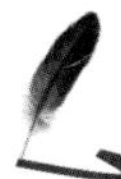

02 钥匙开门

跳广场舞的大妈晨起头晕，无法跳舞。《黄帝内经》讲，清阳出上窍，清阳不升则昏昏沉沉。

小程为其把手指、脚趾做顺，头晕大减。人的指头对应头。病在哪里就在相应反射区下手，就如钥匙开门一样轻而易举。

03 点按固密肌肤

山林的老板，往日隔三差五就感冒，风寒鼻塞。太宝为他做了一个疗程后，他说动辄感冒的现象没了，胜过服用玉屏风散。

点按能固密肌肤，防御外邪。铁经煅造会成钢，人经点按变雄强。

04 定疗程的意义

为什么治疗要定疗程，3天、5天还是7天?

以前的知足堂一盘散沙，大家嘻嘻哈哈，没有时间观念，疗效可想而知，所以才要定疗程，这样客人才会珍惜。

比如风湿手痿的患者，叫她戴帽子跟手套，讲了三次，在堂口遇见她一次也没戴；讲后如耳边风，根本不执行。

看到有疗效，你不拼命抓取，就像船要沉了，有救生圈你不用，就会被海浪吞没。不是老师不慈悲，抛给你救生圈，你要抓紧，我才能拉你上来。

来做治疗，仅能说明成功一半了，还要有珍惜机遇，积极配合，早日战胜病痛的决心。如同借书，如果一周还，他肯定会抓紧时间这周看完；如果一个月还，他可能先放一放，做其他事，月底来看；如果不用还，他可能随后一丢，过后丢哪儿都记不得，更不会看了。没有激出顾客的这种珍视机会之心，在疗效场上就会拉锯，最后你们治疗失败都不知道原因在哪里。

因此，还是那句话，不用雷霆手段，不显菩萨慈悲。你如果不离不弃，我便死命相依。你如果随随意意，我就扫你出门。真心来求医，渴望被治愈的，有3日、5日、7日就可以看出疗效。所谓耕牛精神不可无，你们可以通过农场铲土练出，但老虎威风也必须有，大家就要从精严里头获得。当相敬如宾这种感觉没了，赶紧割掉，不要耽误病人，让他另请明师。当患者还求师若渴，请师从师时，我们做他仆人都可以，天天为他按脚治疗也心甘情愿。

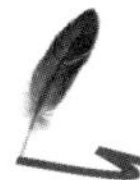

05 足暖养心

今天碰到一例心脏病患者，他的脚背是热的。而翻过脚来摸他的脚底板涌泉，却是凉飕飕的，是真寒假热。

正所谓足寒伤心。胖哥通过半小时的按摩，帮他把脚底板做热了，这位客人顿时感觉呼吸透气舒服了些。

足寒伤心，足暖养心。这句话不光要会讲，也要会用。

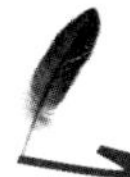

06 行业必遵的三个第一

香姨刚从深圳回来时，口苦、咽干、偏头痛，太宝上门为她做了五天阳陵泉跟颈椎，偏头痛好了大半，口苦、咽干也好了。

要安全第一，满意第一，疗效第一，这是全部行业都必须遵守的三个第一。我们的底线是一定好转，我们的目标是食饮有节，起居有常，不妄作劳，年百岁而动作不衰。

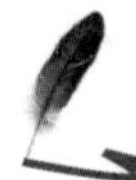

07 少火生气

有位心衰病人，体弱无力。华哥艾灸盒一上，人就有劲了。灸丹田，脾胃暖，消化好。灸者，久火也，持久缓慢的艾力是带补的。中医叫少火生气，手法也是，慢性持久的刮揉带补，叫少火生气。

因此，心衰的病人，都可以通过缓慢地按脚心，让心脏跳动舒服些。

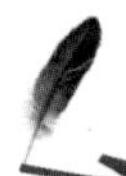

08 蝴蝶热爱花

诗云："叶底花开人不见，一双蝴蝶已先知"。树叶底下的花开了，大家没看到，而蝴蝶早已经知晓。

一个按摩手学习穴位反射点，或董氏奇穴，要像蝴蝶热爱花那样，虽然病痛很隐秘，我们也能早早地发现。有病提早治疗，将其扼杀在萌芽中；没病也可以防患于未然。

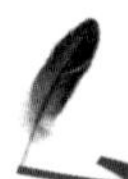

09 不按时令

我今天跟胖哥出诊心脏病的老人，他正在吃早餐，按摩没法按时进行。

饮食无节，起居无常，乃半百而衰之根。在家里随意性太强，若生活无规律，任性妄为，对身体康复有百害而无一利。要想身体早日康复，规律起居，三餐合理才是正途。好花想要结出好的瓜果，要像农谚讲的，按时而耕，谷物就会吃不尽。《孟子》曰："不违农时，谷不可胜食也。"不耽误农民农耕时间，粮食就会吃不完。同样如果三餐不按时，错过了早餐时间，就错过了少阳生发，最后胆结石、心脏病就都来了。

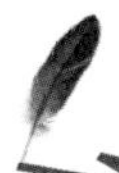

10 喝水治头疼

今晚有三个头痛的患者过来诊治，其中一位头痛持续十多年，诸如此类的顽固性头痛，要边按脚边喝水，使水液灌溉经脉，润泽穴位。

曾有一头痛三年的患者，我叫他早上喝300ml热水，晚上再喝300ml，七天过后，头痛好了。原来他一直很少喝水，不是他头痛难治，而是他没有喝水的觉知。

见人痴迷处，出言提醒之，实属无量功德。对于一个出色按摩手，只要帮顾客做出效果来，人家必然会满朋友圈地宣传。因此，有水平，时时处处都可以体现。

11 施肥要松土

最近一段时间，我跟太宝去给重症肌无力的患者上门按摩，原本他大便稀溏不成形的，现在成形了；手握不紧，现在也握紧了。他的家人好奇地问，为什么三年吃补中益气的药一直没起色，按摩这么短的时间，作用却如此明显？

古人讲，经络不通，不做医工啊！营养补力每天都那么多，但没有通过点按到经络去，叫食而不化。农学讲，不松土，肥力不到根。从这个案例，我们得到了一条重要经验，服补药一定要按脚，不然肠胃吸收不好。如同施肥一定要松土，土不松，肥板结，一场水就冲刷掉了。

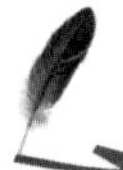

12 瘫痪回阳

瘫痪的患者，家人天天推其来堂口坚持治疗，今天是第二个疗程的第14天，患者已经能撑起来站立将近一小时了，中医叫回力了，又叫回阳。阳者，力也。回阳乃好转倾向，点按功不可没。

阳台的花开得那么鲜艳，是因为有水浇灌，人的手脚能恢复活动，因为经络按通了，脾胃的气血津液源源不断向身体输散。《内经》讲：“经脉者，所以决死生、处百病、调虚实，不可不通。”疏通经络乃拯救瘫痪的必经之路。

13 浊阴出下窍

邻村二婶从上海回来时，头痛到要炸裂，压力大，身体差，还有口苦、咽干、目珠红。太宝给她做了三天，头痛缓解了，睡眠香又甜，早上起来神清气爽，别的毛病也一扫而空了。

《内经》讲“头为诸阳之会”，一动脑，情绪、压力就往头上聚，感觉头胀，头痛。点按手脚，就把火气分布到了四肢。人其实哪有什么病，就是能量分配不均匀。按摩可以匀气血。余师常提及《内经》的“清阳出上窍，浊阴出下窍”，可使百病得安，万邪得消。

因此，我告诉胖哥：你努力按脚，按到病人浊阴出下窍，打呃、放屁、二便通，何患恶病不能消？无论糖尿病、高血压、失眠、结石、囊肿、积液，都要浊阴出下窍，秘诀开关都在脚。

脚乃生命之根。故云：寿夭观脚，脚有无软暖有力。

试想如果没有文书笔录，这么宝贵的经验，焉能如此轻易地得到？

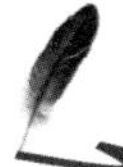

14 消化案例

伦常乖舛，立见消亡。人弃常则妖病兴，一般按脚都不是医生做的，是患者的亲人、家人、儿孙做的。医生可以做导师，但不能代替孝子。

我们要把每个案例都彻底消化咀嚼。一碗饭消化彻底可以变成能量，而两碗饭消化不了就会飙升血糖。不断地总结消化案例，无论案例难易大小，认真总结，多动脑筋，日积月累，必成大器。此乃强者法则。

勿以善小而不为。别以为小改善、小变化、小道理就瞧不起，不去记录。小食物要细嚼慢咽，小道理要深思熟虑，自然有不可思议之威力！

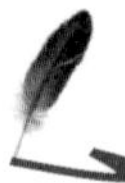

15 软脚治法

瑞姨软脚半个月，走不了多远就走不动了。我说，一用艾叶泡脚，可以增加阳刚之气；二喝姜枣茶，补气血则壮。老杨和婉瑜还同时为她按了三天脚后，她笑着说：软脚好了，你们真厉害！

谨遵医嘱，慎勿忘失，才是最厉害。我们虽知晓治愈方法，若患者不配合，不听话，也是枉然。

16 慢性小病

常叔公跟胖哥讲，经过五天按摩，身体恢复得跟以前一样了，除了胸口还有点闷。胖哥一时语塞，不知如何作答。

晚上请教曾师，师说：胸闷不是大事，坚持按摩可以克服。如果引爆心脏病，就不是小事了。对待身体，要念念如同临敌日，心心常似过桥时，掉以轻心出事的老人非常多，比如上厕所摔断股骨头，愤怒引发中风，天气变化诱发心肌梗塞的比比皆是。

堂口认为，常按脚不但可以治病断病根，还可以使急性大病变慢性小病。

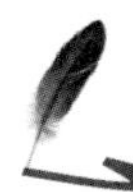

17 君子之过

张依健喜欢在大马路上放手骑车，展示洒脱跟自由。曾师得知后，严厉地批评了他。马路车辆是没长眼的，一个小意外就是大事。

过了几天，老师再次询问他最近是否还放手骑车，张依健说：上次被批评后，再也没做过了。

老师当着众人的面夸奖了他！君子之过，如日月之食，过也，人皆见之；更也，人皆仰之。君子的过失如日食月食，虽然暂时黑暗，但一旦改正，重现光明，大家都会仰望他。希望大家都养成张依健这种被提醒过失立改的行为和胸怀，那老师苦口啼杜鹃之血就没白讲了。

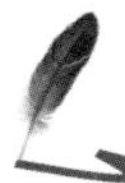

18 安胎丸治筋硬

房东说，他手触不到膝盖，腰僵硬得如枯柴，听了我的话，帮他拍打脚加服安胎丸，现在手能碰到踝关节了！

万物遇到温暖会变柔软，受到寒凉就僵硬。安胎丸乃温热之药，配合拍打，筋骨就调柔，身体不会硬邦邦了。

19　堂口四样法宝

现在堂口有四样法宝，是药散堂独有的。一是四逆散，二是平胃散，三是通瘀煎，四是丹参饮。

“四逆散”摆平一切情志抑郁。

“平胃散”干掉所有饮食不节。

“通瘀煎”能通开瘀浊，相当于开八邪八风，把所有瘀滞放出去。现在张宇的老爸就服用这通瘀煎，乃余师手上治疗瘀血堵塞的神奇药散。

“丹参饮”专治诸痛痒疮，这些皆属于心，由丹参、檀香、砂仁组成。刮风下雨有个头疼脑热关节痛，这药散用上去，血行气温痛自除。

我把这四种散剂秘诀、口诀心法先传给堂内弟子，这叫向阳花木易逢春，近水楼台先得月。我是崇尚朱良春与余浩老师的教诲：知识不保守，经验不带走。

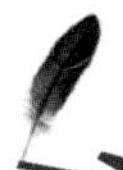

20　按脚配合寻常行为

曾有一个案例，患者牙齿松动，胖哥这边按脚，让患者那边同时咬牙，五天下来，牙齿就密实了。

另有一个案例，碰一下顾客就痛得嗷嗷叫，太宝为他边做，让他边深呼吸，他居然可以一直坚持到按摩完没有再喊一声。深呼吸时，气能吸到肾、腰脚、骨节，人就不再怕刻骨铭心的痛了。

还有一例咳嗽的患者，王伟边按边让他小口喝水。他说，以前他是喝不进去多少水的，按完后一杯又一杯喝得酣畅淋漓，咳嗽也奇迹般地好了。

像咬牙、深呼吸和品水，都是寻常行为，配合上按脚，就产生了强大疗愈之效。平常一样窗前月，才有梅花便不同。因此，不要一味顾着埋头按脚，让患者配合做动作，按摩会另有一番神奇功效。

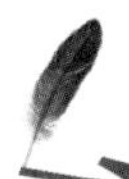

21 和缓的修炼

早上，我去铲了几条淮山垄的草，回来的时候满脚都是泥，村民见了很钦佩，觉得做老师的干的活比学生还要多！

因为我现在还经常劳动干活，手上的老茧又硬了。习劳不是被迫，干活不用监督，运动为补，胜服钙片。但好多人觉得运动很累，不喜欢。那是由于他不热爱，还有没有将心调到和缓从容的频道。

素闻缓字医家第一功，不缓之人就会内耗很凶，一缓下来，你端茶倒水，抄文写字，听打按脚都是在补。结果，按完以后，不仅病人好了，你好得更多。

这是上古的修炼按。正如中正所感：师父啊，我们不应该叫按脚，应该恢复华佗扁鹊时代的足心术、足心道这些叫法，按脚的只是普通养生理疗，足心道是借按脚来明心见性之道，来降伏其心之道，借助按脚达到心君泰然，百体从令之效。

中正的悟性相当可以！

22 齐康温泉赞

齐心乾坤可转移，康壮平地可起基；

温和事业做长久，泉流涓涓福无业。

这是我为五经富大寮汤边齐康温泉写的四句话。温泉可以养生、旅游、休闲，如果可以再加上按摩，加上教学，就可以实现真正的齐康了。

第一句齐心，讲的是团结，心往一处发，力往一处使，才可以干大事。第二句，康壮是好身体，有好的体魄，凡事可以从无到有。第三句，事业要温和地做，要有耕牛精神，像按摩，要拿出匠人精神，做一个顾客就出一个精品。最后一句，大家的福报就会像涓涓溪流，无止无休。齐康者，大家一齐奔寿康，才是真寿康。

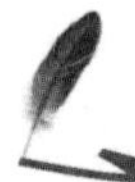

23 有无相生

今天见到一个花甲上下的癌症晚期患者。可恶的不是病魔，而是防范意识薄弱。康养应该在年轻时下手，朽木不经风霜催，练功还须少壮累。堂口虽然左右不了顾客的生死，但可帮助人们赶在未病前重视康养，乃为上工。

孔夫子讲：“中上之人，可以语上也。中下之人，不可以语上也。”那种眼光不长远，决心不高的人，你跟他讲上工治未病，他置若罔闻，还大笑。车都要保修，何况是人。

老师为什么那么拼命讲学，努力锻炼，因为在《道德经》中读到“有无相生”，豁然开朗。没病时要当作有病一样谨小慎微，没灾难时要当作有灾难那样小心谨慎。三藏十二部就讲“善护念”三个字，曾子的精华就是“临渊履冰”四个字。记住，念念有如临敌日，心心常似过桥时，才能将有灾病的苗头化归乌有，这就叫有无相生。

24 自在坐

《道德经》讲，公乃王，王乃久。王不是称霸，是自由自在，自由自在你才能将事业做长久。

按摩和听打都一样，要把自己调到舒适状态，奋不顾身对于风风火火干事业好，对于养生干事业就不行。要把事业、生活、工作都当成享受自在，这是一种很有意义的人生。

因此，听打、书写要找一个自在的方式，菩萨坐姿有一种自在坐，可以坐很久。

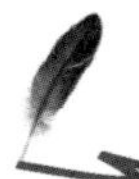

25 须臾不可离

老人说，之前有石头压胸感，通过按脚已经解除，以为自己没事了，但三日不按又开始便秘了，再次登门求救。中医叫心与小肠相表里，肠子堵一分，心脏就多有一分压力。农夫的锄头刨不到之处，必定杂草丛生。按摩手没将穴位完全点开，久而久之也会疾病缠身。

松土对于庄稼的作用不言而喻，按摩对于身体的好处不可思议。像吃饭，天天吃不觉得饭香，可一天不吃，你就很怀念。做笔记、听老师的课，养成习惯后，像坐在汽车上，不知道飞快前进，可一段日子没听没做笔记没写后，好像下了这快车，进步速度大减。

因此，顾客跟学生要双感恩，一感恩不断地按摩，二感恩有人为你答疑解惑，有法可听，有技可学。真是须臾离学习之心，刹那入烦苦之海。

26 按摩的前途

嘉林的长辈问：孩子将来出路何在?

我说：行医像行教，不及格的人请老师辅导，可以及格，及格的人找老师辅导可以考优秀。生病的人找医生治可以变健康，健康的人找按摩手按可以变雄强，身体的追求是没有止境的，按摩的前途也是没有瓶颈的，将健康人按到强壮，比治未病还高明。

治未病只是将生病之人治痊愈，把健康之人按强壮，人人需保健，人人可按摩。因此，把按摩学好、学精，市场之大，人群之多，前途无限。

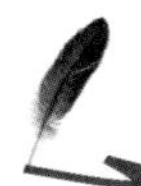

27 按摩练口才

道理讲深透一分，效果全然不同。胖哥在没学按摩前，身笨嘴拙，不爱开口说话。自从抓砖练出一双阳热之手，练得滚烫烫，劳宫穴发暖，随之而来的也敢讲话了，渐渐也表达清楚，条理清晰了。以前二十年都没有的变化，这三个月就翻天覆地转过来了。

常人以为胖哥是时来运转了，实际上是训练按摩带来的。因为人的一双手对应好多反射区，手指是颅脑反射区，指腹是五官头脚反射区，劳宫是心脏反射区，给别人做按摩的时候，五官七窍对应手的反射区温暖充血，自动就热情洋溢，大脑也逐渐建立逻辑，表达自然而然的就顺畅了。也就是说，胖哥在按别人时，将自己的口腔、咽喉、食道反射区也按通了，在抓砖的时候，虎口力增加，手劲变大，表达自然更带劲。

我以前讲过开喉轮有两招，一招是大吼大叫，另一招是一言不发，练俯卧撑跟抓石头。老虎从来没有大吼大叫去练嗓子，可它每天都用爪在刨树，强筋健骨，最后一叫就山林震撼，威风八方。表面上胖哥在抓石头辛苦，按摩受累，实际上他的咽喉、食道、肺反射区都在变强大。像这样老实听话肯干的弟子，有朝一日，他上讲台轻松对答如流，侃侃而谈，你们都会瞠目结舌，无比震惊。

人家练口才，是看口才技巧书，或者看节目；老师练口才，是在手脚找到虎口八邪反射区，把它打开，把力量变大，让大脑活跃起来，让胸中热情洋溢，自动就有流畅、温暖、真善美的言语。别以为苦思冥想，天天看书就能读好书，如果没有按脚，练俯卧撑，负重习劳，磨开经络穴位，你所谓的口才会很有限，看书的益处也非常小。

28 治急病与慢病

治急病要有胆有识，像王伟讲的治感冒、鼻塞、落枕易如反掌，找到痛点后，快、准、狠，一汗而解。

治慢性病则要有方有守，定疗程策略。像重症肌无力，用软、暖、缓让他心情好、胃口好、睡眠好，一点一点的变好。病去如抽丝，别想着一下子覆杯而愈。罗马不是一日建成，寿康不是几次养好。

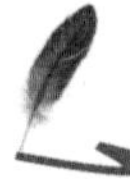

29 种瓜的感悟

今日王伟回来说，他发现菜地里不到一米的丝瓜附近，结了不少小花果。老农讲过，太早开的花果要摘掉，一是结的果太小了，还干瘪；二是花果照样争夺营养，果实没有足够营养长大、长壮，根须不深厚，结几次就死了。

好比有的弟子才学几个月，便想到要出师出去赚钱，当然也有钱赚，但都是些小丝瓜，幼稚的瓜。一定要先长根茎叶，先练好功夫，先打好基础。再结瓜果时，必结硕大的果实。正所谓不飞则已，一飞冲天！不鸣则已，一鸣惊人！不结瓜则已，一结瓜就要满棚！不结果则已，一结果就又好又多。

那些成才、成名的大家，几乎都经历过十年磨一剑的暗功夫。学会了就像结了一两条小瓜；而学精通，才如同结了满棚大瓜。从种瓜可以看出，志在远大者，必定会安忍于当下；急于求成者，自然没有潜心修炼的耐性。

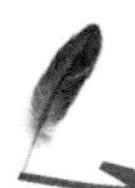

30 退步案例的提示

今天有两个患者不听劝，病情反复，一个是心脏病病人忘了戒应酬，导致气虚言多，大便屙不出；另一个是重症肌无力的患者开始看手机，导致双手没力。

治病是一个综合系统工程，不是医生一个人之力就能达到，还要有患者的心力、体力、意志力全力的配合。就像四马拖车，四匹马一齐向前奔，车子才会跑得又远又快，如果有一匹马不给力，车子绝行驶不出平稳、快速之感。

太宝做得特别好，让病人将手机收了。只有放下手机，戒掉赌博、熬夜等不良习气，身体康复才不是一件难事。就像热气球将沙袋割掉升空才会快，如果放不掉，是腾飞不起来的。一身精神聚于双目，手的力量还没恢复，哪有精神在眼睛上挥霍？因此治病是一个系统工程，要先戒掉恶习，康复起来才不是梦。

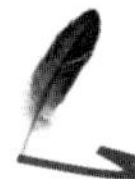

31 悬钟治落枕

今天老杨落枕，便想着用什么新招可治愈。一搜资料，发现悬钟穴治落枕奇效，亲自一试，果然有效。

悬钟又叫绝骨，为髓会，病入骨髓要找它，骨髓病变要找它。落枕后颈部僵硬时，好像没有润滑油般难以活动，这时也要找髓会，产生些精油来润滑骨节。

悬钟位于胆经，肝胆其气上头，有生发之意，可以解决疲劳和紧张。你看落枕的病人，十有八九都有紧张和疲劳过度。

悬钟与三阴交相对应，处于腰以下最狭窄的地方。人体的脖子也是从腰到头之间的最狭窄之处，以狭治狭，以广治广，这是对应疗法的新发挥。

再把脚看作是一个倒立的人，踝以下是头，踝到悬钟、三阴交是颈脖，再往上到膝就是躯干，因此，有外颈内脖之说。悬钟是外管颈椎，三阴交是内管脖子咽喉，点按悬钟，治疗颈椎僵硬，也是理所当然之事。

真是悟透一穴多。老杨讲，以病为师，以病为友，若没有病人的问题，哪来的深入学习和突飞猛进。

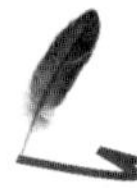

32 萤火之光与日月之光

有一位经常做手术的医生来堂口按摩，因为他每次做完手术后手浸在冷水里，最近一段时间感觉关节不利。老杨讲到，汗水不干，冷水莫沾。此关节不利必出于汗出当风，或疲劳出汗后卧在水中。医生感叹道：恨不能早闻此论，有钱难买早知道！

这就是老师为什么要做中医普及文书记录经验的原因，如若没有整理文书，我们的智慧之光就仅能照在堂口，如萤火之光；如果整理成文书，让经验在网络流传到祖国各地，那我们的智慧就像日月之光。萤火之光所照之处很局限，而日月之光能够普照大地。因此我要求你们，事往细处做，志往大处立。

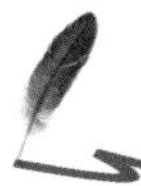

33 按摩能解烧机

少年经受磨难，老来不畏风霜。现在青少年电子产品普及，都喜欢宅在家里打游戏，上网。尤其疫情期间，网络教学开启，孩子几乎一天都泡在网上，除了上课就是游戏，结果导致一个个心脑发热，手脚冰凉，这在电器现象上叫要烧机了，解决的办法是要学会按摩手脚。

这按摩大有所为，可以对症治疗过度用眼和脑造成的上热下寒的苦恼。一按，气往下顺，一天学习工作的疲劳尽消。《黄帝内经》叫气从以顺，邪魔不能扰。

34 一箭双雕

庵背村有一个坐骨神经痛的客人，不能弯腰，严重的时候碰都不让碰。王伟在他肘上按摩了一阵，第二天发现病人不但腰痛好了，连手指痛也好了。真是一石二鸟，一箭双雕。

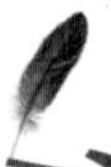

35 烟熏疗法

揭阳开车来的白领常患脚趾痛，堂口用艾条放在箱里给他熏脚。箱里浓烟密布，温度很高，就这样熏了几天好了。

烟熏疗法，简单易行，用之有灵，专门对付寒冷痹痛之症，不愧是居家小妙招，可推而广之。

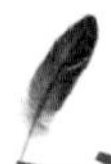

36 小孩药罐子

现在的小孩药罐子越来越多了，按脚的好处可以帮助他们戒药。吃的药会囤积在身体，点按脾脏反射区，可以运化、排泄，但一定要配一点点平胃散或四逆散，助他开心跟开胃，又不会增加他的身体压力。而且我们的平胃散、四逆散，是在安神定志的朱砂堆里养着，朱砂能镇百邪，又叫镇毒砂，那些反复得病，长期抱药罐子的，有哪个是神魂安定的？

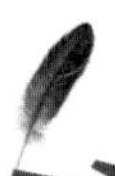

37 通快递

老师为什么要先让患者按摩三五天然后再给其开药？

打个比方，偏远地区想致富，想把当地特色产品推向市场，卖个好价钱，得先将快递打通。快递不通，你的特产烂在地里，一文不值；快递通，你的特产销到天南地北去，卖的是好价。运输网不通，就算是中东的石油也是白菜价，运输网一通，中东的石油就是液体黄金。经络按通畅，四逆散解郁，如猛虎添翅膀，平胃散开胃，有如神助。

由于现代人生活压力大，节奏快，没有足够运动量的人越来越多，因此按脚点穴的作用显得越来越大。

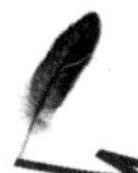

38 巧智不如拙诚

有一句话，叫巧智不如拙诚。像惠州来的这个躁动的孩子，肯定要用时间跟耐心慢慢地按，长时地按，自然会水到渠成，瓜熟蒂落，别着急忙这三下两下。本来现在人就比较缺乏耐性，按摩可以锻炼孩子有耐性，这是借事练心，由技近道，借助做事把耐性修出来，由这按摩小技，修出寿康大道。

不管是做什么事情，都要勇敢、认真、专注、忠诚，这些是从小记事起，妈妈就教的，可是多少人出到社会了还做不到。小时教品质，大时有本事。胖哥从来不挑病人，无论谁来，都拿出十分的诚意、认真、耐性，教给病人跟家属，这样我们的按摩就功不唐捐，德不虚弃。

现今的社会诱惑太多了，要耐得住性子，不要轻易被小恩小惠左右，踏踏实实做事，认认真真做人，将来功成名就之时，想不出名都难。

39 尿崩治法

尿崩的女孩，经过小程按摩膀胱、输尿管反射区之后，好了大半。当然，也有黄芪50克、金樱子20克、牛大力30克等补中益力气的缘故。中气足，尿水为之固。

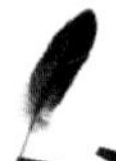

40 治病五层次

一位妇女，来堂口的时候外表很平静，仿佛没有任何病痛，但中正帮她按摩的时候，她满脚都是痛点。过了几天，彼此比较熟了，话也渐渐多了起来，不觉讲到伤心处，泪流满面。原来她病根不在血管，而在心结。若不找到真正原因，久积不治，犹如养痈，终致不救。

通常一个合格的按摩师，他要了知病有五个层次：

第一，是局部的不通，磕碰伤啊，岔气啊，推通即可。

第二，是脏腑的不调在局部显露，像肝气郁结头会痛，需要按太冲疏肝，头痛治脚。

第三，是熬夜过度疲劳所致，这时一觉闲眠百病休，好睡眠即灵丹妙药。按到心肾交泰，香甜入睡，胜过参芪大补。

第四，懒惰不动，一天到晚没有运动量，不发汗，吃的太好，动的太少。这叫懒病，需以勤治之。

第五，家庭、心理不和谐的关系是无形的压力，犹如负债之人，寸步难移。曾有一负债人，怎么按腰痛都好不了，债还清了，腰痛不治自愈。

按摩治疗，如果遇到的师父功夫高，他调的层面就高，病人受治疗的层面就深。

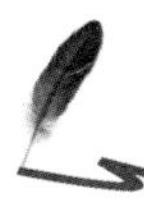

41 轿子理论

老师今天领悟到一个轿子理论：

常叔公的恶病就像沉重的轿子，一个人是抬不起的，通常抬轿得四个人，而且要同时发力，劲儿往一处使，心往一处发。常叔公自身很努力，他的儿子很孝悌，再加上胖哥很用力，以及老师的有效指导，四个力合起来才能抬得起轿子，医患配合，能搬得走顽疾。

42 学医十六字心传

胖哥经过三个月的苦练就可以练出惊人的臂力和手力，小谦谦经过半年的练习就可以练出狮吼功，但菩萨的慈，这里的弟子三年还没有练出一个来。

会按脚，顶多算得上有手艺；能按好一个又一个，可以算有狮子猛；能带一批又一批的人按脚，才叫菩萨慈。菩萨慈之所以难，因为他是带人的智慧，教化人的精神。像胖哥，虽然每天可以花八小时运动加按摩，但他不肯花三个小时来写字、读书、记录。哪有菩萨是文盲的，未有神仙不读书。

记住，学医要练四样：菩萨心肠，神仙手眼，英雄肝胆，金刚手段。这十六个字就是人生修炼的全部，把握了这四点，如龙含海珠，无往不利。

43 可学按脚的五种人

有人问，什么样的人适合按摩？我说，以下五种人可以深入学习寿康按脚之道。

第一种，孝子。有心为母亲、家人调理好身体的。神通孝中来，沉香劈山救母，《二十四孝》故事，《地藏经》的成就，都是一个孝字。

第二种，走投无路的病人。只要有最后一线生机，他都会死死抓住。

第三种，有慈悲心，要去救人的人。为母则刚。

第四种，其他事业做不了，靠这按摩养家糊口过日子的人。

第五种，非常敬师之人。

如果不是这五种人，基本上这个学习都很难善终，虎头蛇尾，有始无终。因此堂口严把学生关，就是不想大家浪费时间。若不从高从严，何能陶铸大器。

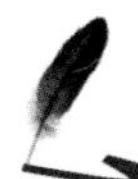

44　学医先从徒手起

庵背村的患者按摩到第三天就睡觉沉了，说想不到按摩对睡眠质量这么有好处。但不明白为什么以前他也找人按摩过，但按的效果却没这么好。

因为他们没有像胖哥那样抓砖练习，力透筋骨。推拿的渗透力越好，深度睡眠就越高。一双手可以变化出酸枣仁汤、逍遥散、朱砂安神片、半夏泻心汤，这叫妙手。学医就要先从徒手练起。

千练万练，练一双妙手。

千学万学，学一颗仁心。

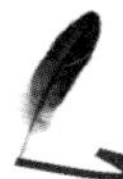

45　徒手治尿崩

众所周知，吃得苦中苦，方为人上人，但真正做到的却廖廖无几。胖哥就忍受了抓石头训练发汗的种种苦难，现在他练就了一手高超的徒手按摩之术。前几天刚有一个妈妈千恩万谢地感激胖哥，因为他把她女儿的尿崩症治得好了很多。

书法家要练出力透指背，入木三分之劲，按摩手要修得力透骨膜，温和耐久之力，想不到尿崩可以靠点按膀胱反射区痊愈。徒手按摩创造的奇迹，层出不穷。

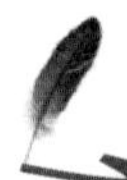

46 大病调肝胆

以前余师讲过，癌症大病都要调肝与胆，此乃春生万物之气，唯有生机可以克制一切死气。

而做八关八邪指端按摩，就是制造生机。同时，心灵的生机是发心，能外其身者，天不能病，能够献身医道，格局大一点，那些小纠结全没了。望远能知风浪小，凌空始觉海波平。

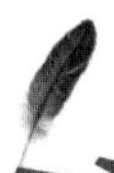

47 治未病的高阶追求

一般病人来堂口按摩几天见效了，就再不登门，其实不要见好就收，而是要乘胜追击。像我常告诉病人，身体的保养是年长月久的长期工作，现在人们容易疲劳紧张，如果得不到及时舒缓，日久必酿成恶病。所以应该每个月做三天或五天，甚至七天的按摩推揉，将大量的病都铲除于萌芽状态，这体现的是上工治未病的思想。

因此，千万别把目标定在治病的低阶位置，必须上升到防病、少生病的高阶追求。未成病，令不成；已生病，令消减。

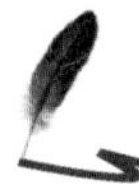

48 胖哥进步五大原因

今天王伟体验了一下胖哥的手法，用四个字形容：不可思议！柔和、渗透、持久的力度，以及无死角的遍山搜贼法，胖哥发挥得淋漓尽致。一技傍身，初成气象，潜龙勿用阶段，修养过关，可以见龙在田，利见大人了。

王伟总结了胖哥进步的五大原因：

第一，名师教导。我们是以《手到病除术》的反射疗法作为课本，认真学习的。

第二，良朋益友扶持。几乎堂口每个人都帮助过胖哥，而且有些帮助是非常诚恳关键的。

比如老杨每天接送崴脚的胖哥来堂口学习，使定课不断。太宝将最精准的按摩点传授给胖哥，使其手法更专业。小程提醒胖哥要像军人那样去克服自身的弱点，战胜困难。婉瑜也提醒胖哥，要多做笔录，随手写案。

第三，胖哥坚持日行十公里搬砖，全年无休，风雨无阻。所谓功在不舍，即使你天资不高，但因为没有停过奔跑，所以离终点越来越近，每天都有进步，成功也是必然的。

第四，堂口不断有病人来就诊，这是机会，学以致用的机会。病人的好转，让胖哥充满了自信跟干劲，使他对这条路坚定不移，只要有坚定的心，才有奋不顾身的形。《医道》讲，首先要感谢的是病人，没有他，你连成就的机会都没有。

第五，他是曾子的后人，他的血脉里头流淌着三省吾身的圣贤血脉。曾子能够继承孔夫子圣人的衣钵，曾氏的血脉基因里头，天生就有这种高贵的血统——为往圣继绝学。也就是说，胖哥他的血统里头就有继绝学的基因，认定一件事，会义无反顾地做到底。

49 早上按摩效果好

按脚其实是早上比较好的，因为朝气锐，晚上就是舒缓助睡眠。世人都知道，精神足时，干事情比较威猛，因此早上吃完早餐一小时，八点来按效果最好。

50 家庭必备绝技

据说，温泉对降低血糖、血脂有很好的疗效，但对降血压没有什么效果。但堂口按摩，能将160～170mmHg按到120～130mmHg，我们做了两例成功案例，一例是锯木厂的老板，另一例是京溪园的退休老人，而且都是九天就见效，他们看到了明显的功效，而且还可以摆脱降压药，对堂口很是信赖。

按脚能降血压，舒缓焦虑、紧张、压力，堪称居家必备绝技，应该加以重视学习。业余学，身家用。少时学，老来用。闲时学，急时用。

51 平时特训

早上胖哥发现客人没那么多，但他并没有闲下来，自己推按自己，琢磨手法和力度。如同老虎平日里都会磨爪使暗劲，真正捕食时才能虎啸森林，百兽震惊。马不跑不能日行千里，刀不磨不能削铁如泥。人平时没有特训，临时应变就没法胸有成竹，随机应变。因此，客人少的时候，练功要更紧密。

老师也没有闲着，早上讲完课后，又干了一小时的活，衣服都湿了。胖哥每天在徒步练脚力，老师又何尝有一天荒弃。泉水没有源头，灵芝没有根系，全凭它自强自立。门轴没有被蛀掉，流水没有发臭，全凭它运动不息。

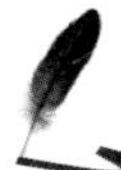

52 双峰贯耳奇招

老胡用双手拇指为师按脚，在脚内外踝侧的腰肌反射区点按。

师说，这招叫双峰贯耳，对于耳鸣有奇效。两边拳贯通内外踝，内踝通内耳，外踝通外耳，因此无论耳鸣、耳聋，点按这里都能缓解。

同时，内外踝侧面通少阳胆经。肝胆经不通所致的胆结石、眼目干涩、乳腺结节、疝气、妇科疾患等等，这些都叫结，双峰贯耳就是解结奇招，能将一个个结通通解开。

还有，内外踝都是脚上丰隆之处，双峰贯耳就像拧螺丝，力是旋入的，身体一切隆起，如富贵包、子宫肌瘤、纤维瘤等等，这些凸起的病变，就可以通过这一招将其打散。

可见，这双峰贯耳就如同撒网，遍山寻贼，能牵一发而动全身，功莫大焉。

53 胖哥的道

人家问胖哥，怎么三个月不见人瘦了这么多，看着十分健壮干练，而且还习得一手按摩绝活，如今远近闻名，还能赚钱养家。

胖哥伸出手，展示满手的老茧，扯了扯被汗水湿透的衣服，无声地笑了笑。意思是两手茧花结出强身之果，一身汗水浇灌绝技之实。

因此胖哥的道就是两手开花茧，一身蒸浊汗。

54 一觉闲眠百病休

昨天只点按三例，但这三例都收获了超强口碑。第一例牙不痛了，第二例面不红了，最后一例失眠缓解。尤其第三位是癌症患者，自从得知患癌后，未曾有一觉睡到天亮之享受，王伟为他做一小时点按，今天睡到日上三竿。

古语云，一觉闲眠百病休。记住，按脚是手段，达到深度睡眠才是目的。病越重的，越要将睡眠保障。常人认为恶病千奇百怪，无所适从，智者认为，养生之道，眠食而已。眠让人神旺，食让人精壮，按摩后让胃口好，睡得香，如此精壮神旺，何惧恶病百千症状。

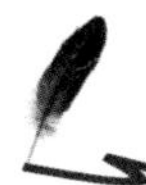

55 晒背治积聚

《内经》讲：积之所生，因寒而生，这些积块包裹在体内生长，跟寒邪有分不开的关系。夫治寒以温药，最好的就是晒背，像胖哥每日头顶烈日，锻炼不止，身体的寒积自然渐渐没了。

世人怕热，修道人却喜阳。向阳花木易逢春，天气不热不产粮食，虽然沐日令颜黝，可却能让人高寿。《黄庭经》讲，日月之华救老残。想要让衰老速度变慢，包块化掉，怎么能少得了赤脚在太阳底下徒步呢？

故云，百千种病症无须怕，只怕有人畏惧症繁，逃避磨练，躲藏阳光。赤脚接地气，晒背补阳气，这些天地间最好的强身健体的方法都利用不到，他的身体怎么会好？

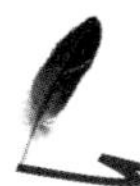

56 向学之心

莫负韶华，青春年华最不该虚度，最大浪费就是不思进取，不学习。向学之心炽烈，身体可壮，绝技可成。按好了病人的脚痛，可没有按好他向学之心，叫小胜，而非大胜。一年之计春为早，千秋大业学当先。

懵懂过日，虽乐尤苦；

明白学习，虽苦尤乐。

古代的大德，叫位高应思天下愚，地位高了就应该想到让天下人都有技可学，有术可练，有德可修，有道可成。

恩泽应广泽天下，福祉须遍布四方。

57 耐心反复

老人不喝温水，导致胃寒。老杨帮老人按摩，不但做出了效果，令老人康复了，还苦口婆心、反复叮咛其不要喝冷水，老人终于慢慢习惯了喝热水，脚痛没有再犯。可见耐心通大道，有志自然成。所谓千寒易除，一愚难救。老寒胃是可以治的，老寒胃却听不进良言者，难医。

58 欲望与理智

欲胜理则凶，理胜欲则吉。两个小年轻，喝凉水导致胃痛跟小腹痛，治了半年都没好。中正解释道，冰冷的水大约是4℃左右，喝到嘴里通过体内循环，生成尿排出来约38.5℃，其中转化全凭肾的阳气，你以为喝了一口冷饮，其实是冷饮吃了你一口阳气。

喝的久了，随之阳痿、体弱、疲劳、沮丧、抑郁等症状一一不请自来，根源就四个字——贪凉饮冷，讲清楚后，让病人靠理智战胜贪凉饮冷的欲望，这些病痛自将一一缓解。

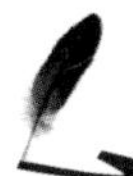

59 痛之深，悟之切

尿频的患者，贪凉饮冷，还说是因为天热。但我对她的尿频反反复复，习以为常了会为她着急。为什么？因为我们明白，恶习难改，如卷纸回收，一个坏习惯要改掉，就像卷筒纸铺开来又卷回去，太难了。

我反倒希望她再拖的久一点，重一点，只有如此，她的认识才能更深刻一些，下决心戒冷的意志才能更坚定。

痛之深，悟之切，病痛要够严重，他的领悟才会很深刻。病好得太快，就像青年罪犯进劳改所，一两天就放出来，太容易遗忘，一出来就忘了，再放肆，喝酒开快车，打群架，又被抓进去了。所以劳改所对青少年的问题要改的时间长，改的程度深。那么回头是岸，浪子回头金不换，才能下定决心回归正途。

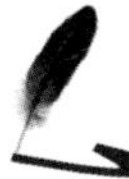

60 保身要诀

常有久坐办公室的人员问如何保养身体，老师给予16字的白领保身要诀:放下手机，亲近田地，少用心脑，多动手脚。只因办公人员耗神太多，从手机不离手，玩物丧志，忙到没时间运动。须知母强子壮，母以子贵。若自身不保，怎对得起列祖列宗、子孙后代。

评：轻身重财者不治，轻贱身体的病难医。

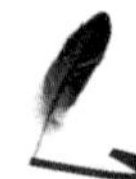

61 包为何物

学子问师：富贵包怎么治？老师答：无论痤疮、口疮、面斑、甲亢、乳腺增生、子宫肌瘤、胆结石，还是富贵包等问题，都是肝气郁结所致的痰湿等的病理产物。生小气郁闷于胸则乳腺结节，生大气则上脖子长富贵包或甲状腺肿大，生极大气则上冲头脑致中风等症。郁气下沉则腹中长包或屁股生疮。殊不知何等人有灾，易生气较劲者即是。

评：无论何包，何结，何疮，皆有肝气郁之因。结石也叫结，结核也叫结，结块、纠结、死结皆为结，诸结当解郁，解郁无非疏经通络，条达肝胆，逍遥四逆散也。

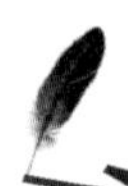

62 答疑解惑

利他每天应该怎么做？其实老师每天都在做给我们看。每天对大众讲课，或者对学生、患者的疑惑与困难，老师给予的解答总有新意，令人听完意犹未尽，依依不舍。师说，要以答疑解惑为利他手段。老师尽力托起每一个人，有求必应，甚至千处祈求千处应，能说能行，令人感动，佩服！时时处处散发着答疑解惑利他的光芒。因为任何身病、心病必要引其学习，才可使其逢凶化吉，否则现在乐，终将苦。

评：答疑岂为名传世，解惑总思益及人。

63 为何不露肚脐

老百姓常说，凉上暖下，温中央，才是健康之道。而当今少女穿着打扮总是“衣着前露脐，后露腰”，不知此乃伤害自己身体的行为。

《老老恒言·安寝》说：“腹为五脏之总，故腹本喜暖，老人下元虚弱，更宜加意暖之。”

堂口认为：女性腹部长久受冷，易出现痛经、宫寒不孕等症，为警示后人故写成文案。

64 不能在专业里迷路

婉瑜问师：我们现在的水平还达不到让患者顾客转变，要怎么提升自己的专业技术呢？

师说：转变患者，靠的不单是你的专业技术，更重要的是靠你的心性、你的经历、你的智慧去转变。要学专业，但千万不能在专业里迷路了。

我背穴位，觉得不够，学贵躬行，于是练俯卧撑一百次。

我讲经络，觉得不足，学贵妙悟，思重穷源，于是用种种譬喻，将经络讲的大俗大雅。

我用方药，觉得辨证论治不够，还修保身四要，读《遵生八笺》，目标不在不生病，而在年百岁而动作不衰。

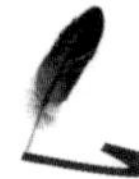

65 对患者的交代

弟子用推黄金线的方法做一例血糖高的患者，仅按摩3天就将患者的血糖从原来的10mmol/L以上降到正常，患者非常开心。

师问弟子，你还对他交代了什么？弟子答：我告诉她少吃甜食，不能熬夜久坐，有时间要多赤脚晒太阳。

师摇头说：还不够！你还要跟她讲，第一，每个月你要来按3～5天；第二，如果你觉得特别难受时，随时过来按摩，我们都会尽力帮你。要让正能量的经句落实到每个月的提醒。

师说，未生恶令不生，已生恶令灭；未生善令生，已生善令增长，这是佛门心要，只有这样，你的客源才会越来越有正能量。

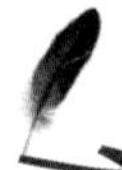

66 借钱与自造

从普宁赶来的一位手无力患者，多次来寻师，今日终于找到堂口来。师见他诚意满满，便为他切脉看示了一番。

师说：你的脉起不来，就像河流的水不够，流动就会滞塞。

患者解释道，他已经吃了二十多付补阳还五汤，黄芪都用到一百克了，怎么好像也没有什么效果呢？

师说：经络不通，不做医工。穴位不固，百节松懈。你现在的身体就如同土地板结，再好的肥料也进不去。按脚点穴就是松土，土一松，草木灰都顶得了复合肥。你现在的问题不是吃多少补药，吃多少黄芪，而是你能不能消化吸收的问题。吃大量的黄芪，就像是一味去借钱，但按脚疏通经络，就是自己造财。你是喜欢借钱，还是喜欢自造呢？

真是一语惊醒梦中人，患者幡然醒悟，坚持点按。

67　教患者勤练身

老杨用足底反射疗法，结合手上的原穴，以及耳朵上的对应点，将静脉曲张的患者由腿上曲张慢慢局限到了脚踝部，他问师：这是好转的现象吗？

师回答说：凡是疾病由内脏往四肢走，由心脏往外走，由上往下顺流走，就是好现象！但更重要的一点，是不能懒。懒了不管什么现象都是坏现象，不懒了什么现象都是好现象！

五福勤中生，富贵俭里得。无论如何，都要教会患者勤于练身体，自然百疾不起，万邪难侵。

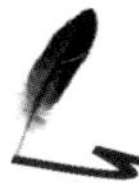

68　小小歌

尿崩的小女孩，经过堂口的点按，再加师的药方（黄芪、金樱子、牛大力各30克），基本痊愈。临走时，师特意教会她一首《小小歌》。

小小不读书，大了无目珠。

小小不知爱，大了爱都无。

小小不吃苦，大了吃泥土。

小小不练功，大了多病痛。

师说，病人来，不但要治好他身上的病痛，还要给他励志文，给他们心灵种下读书的善种子，这才能惠及他一辈子。

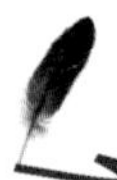

69 穴位螺丝

虎峰学校一个小女孩，经常容易崴脚，妈妈带她来堂口点按。王伟帮她按手上对应的腕骨、阳池等原穴，并教她母亲回去帮助点按。

师说：穴位不固，障碍频出。人体的360个穴位就像是螺丝，螺丝没拧紧，骨节就会松动。而点按原穴，就是源源不断补充动力之穴，穴位有力量，就能加固牢实。再者，所有的原穴都在腕关节处，腕者弯也，是人体转摇最灵活的地方。如此看来，疏通原穴，不但能令关节灵活，筋骨坚固，更能为人生避免许多意外灾祸。

评：原者，始也，起点也，通元，元亨利贞即春夏秋冬，按原穴乃制造春生之气也。

70 患者的烦热

老杨问：患者老觉得脚热，连冬天都要赤脚踩地板，是什么原因呢?

师说：不是脚热，是他的心烦热。烦热的原因有两种，首先是他吃得太好，膏粱厚味，足生大疔。不是说非得要生疔疮才是，而是吃得肥甘厚腻，足以导致经络运行不畅，心中就会有烦热。第二就是他心里一定有跟家人较劲的地方，所以就觉得心烦热。

因此老师治家庭关系紧张引起的烦热就用四逆散，对治营养过剩引起的烦热就用平胃散。这也是老师为什么如此喜欢这“四平八稳”的两首妙方的原因之一。

但师又说，你们要告诉患者，最需要调整的，不是我们的方子，而是患者的人格、情志、饮食，这才是大师风范，这就叫定论!

评：饮食、息怒，是病之源头；
自律、节制，乃丹之灵验。

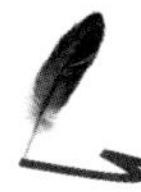

71 按摩超值

虎峰小学的芳姐有乳腺结节，经人介绍来堂口按脚，太宝帮她按脚时，发现她肌肉很僵硬，就告诉她：我们师父说，像您这样肌肉僵硬的患者，一是回家多听一些舒缓的音乐，中医讲琴医心，剑医胆，弹琴听曲可以调情志，心情放松，肌肉也会放松。再者就是你可能跟家人有隔阂，有想不通、过不去的地方，要学会放下，一旦放下了，身体自然就听话不硬了。

芳姐一听，连连点头说：对对对，你说的太对了！想不到你们堂口的弟子，不但会按摩治病，还会开导疏解人的情绪心理！

师常说，我们的服务一定要让患者顾客感受到超值！而这不单单体现在按摩上，更在于你能让他的心性灵魂得到提升！

评：身转心，心转身，身上经络按通，心态好，心态好后，身上经络会通达。

72 按摩通畅的层次

老杨出诊治疗患静脉曲张的老阿婆，现在精神愈佳，每日见老杨去，都充满欢喜，赞叹连连。

师说：因为她体会到了按摩给她带来精充神旺的快乐感！这让我对按摩又有了一些新的感悟：

我们按半小时，那叫微通；按一小时，叫小通；按一个半小时，叫中通；按两个小时，叫大通；按两小时以上，还加上汤药或温泉结合，那就是极通！这种身体通畅后所带来的喜悦和享受，跟饿了吃饭，累了睡觉是一样的。

所以，你们如果按到患者能有这感觉，就成了！

评：通有高中低，好有上中下。

73 按摩的旨规

师告诉老杨，当你把顾客的精气神做足时，就要开始注意了，有些人精神一好，就要开始多管闲事，多操心了。像老人，身体不好时无能为力，身体一好他就要开始干预家中各种大小事了，然后就会动脾气，着急上火，就容易崴脚、绊倒等等。

所以，让患者的身体好起来不是我们治疗的最终目标，最终目标是要让他们的精神提升，让他们明白家道家教，明白戒懒戒傲，明白积功累德，才是旨规！

评：按摩要加家教，物质身体与家庭精神一并抓。

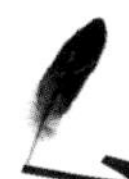

74 搓法理论

龙尾心脏病患者刚做完瓣膜手术，来堂口找师求治，师在忙，他特意等了几个小时也无怨言。

师见他诚意来求，就亲自示范了双手搓脚心、脚踝，还有按摩大椎的方法，这样能促进心脏的恢复。师譬喻说，衣服皱了要用熨斗熨平，经络扭曲不平了也要用搓揉去抚平。熨斗的精神就是热量加重量，搓揉的心法也就是足够的热量与重量的摩擦。如果你用两三个小时去搓，就光这一招搓法，都可治百病。余师就曾用搓大椎的方式，治好了多例癌症患者。

搓法的理论有以下三条：

第一，搓的是皮肤，皮肤主表，肺主皮毛，降金生水，就能补肾；第二，足太阳膀胱经主表，搓法能提高防御外邪的卫外能力；第三，皮毛为肺所主，同时肺又主治节，搓法能加固骨节间的密度，风寒湿邪就会被逼出体外。

药王孙思邈在《养生十三式》中讲到，脚宜常搓。可见，搓法不单是治病妙法，更是养生百岁之秘啊！

评：功夫到，滞塞通，搓法乃小术，专恒平静去做，可通大道。

75 闭目按摩

师让家林在按摩时将双眼蒙上，按完后家林体会到五脏六腑都很舒服。收视返听，果然可以聚精会神！

师说，孔子的老师师襄当时为使琴艺更进，自刺双目，自此琴艺练得炉火纯青。咏春练到一定程度，也要蒙眼练，叫闭目拈手。盲人都可按摩，心有灵犀一点通！如果正常人有眼都不能达此境界，别轻易出手。肉眼闭上，心眼打开！

《黄庭经》叫瞽者善听，聋者善视。眼睛闭上，用心按摩，不但不会累，还会出现奇迹。南师看了一辈子书，但眼都不花，因为他说他从没用眼，全是用心看。

如果说睁眼按摩功力是十，那闭目按摩功力就剩五，当闭目按摩功力练到十，再睁开眼，功力就会翻倍至二十。

可见师此举，真是又将我们的境界往上突破了一层！

76 姜水与活络油的区别

王伟说：现在来做小儿推拿的人越来越多，总有人问用活络油推背效果好，还是用姜枣水推背好？两者差别又在哪里呢?

师却说：两种物质的差别肯定是有的，但很有限，如果你认真对待每一位小朋友，很用心地给他们推拿，两小时不间断，这样不管姜水还是药水，都很有效果。就像你扫地，如果不认真扫，即使给你进口的好扫把一样扫不干净；如果你认真，一小块烂的抹布都能将屋子抹得一尘不染。

敬则胜百邪，懒则招百病。

评：《内经》粗守形，工守神。粗浅之人重视外象形躯，精工者重视内心神志。用志不纷，乃凝于神。

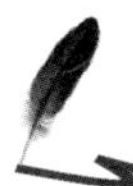

77　寸寸人身皆是穴

早上，番禺来的小周想来学习按摩，太宝便教他按脚。他问：要推什么经络好?

太宝回答他：用手掌去推整个面，这样每条经络就都推到了。

但师说，这还只是中阶进修，真正高阶的是寸寸人身皆是穴，但开筋骨莫狐疑。只要按摩让筋骨每一寸都打开，哪管是哪条经络哪个穴。这叫横扫千军，遍山寻贼。就像扫地，不管是桌脚案边，哪里都要扫干净才是圆满!

评：专业保洁会输给家庭大妈，因为输在一个爱字，只要心中有爱，手上可无微不至，技法能通神入化。

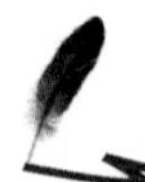

78　吃多少山药

失眠多年的阿姨问曾师：要吃多少山药?

师说：不是吃多少山药，而是你有没有去按摩促进消化。按摩多一点，消化更好一点，吃的山药才能滋补身体，否则吃多少消化不了都没用。

评：古寿星云，好吃不多吃。

乡俗言，少吃多滋味，多吃胃受罪。

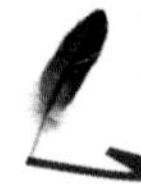

79　上工养神

王伟交代新来的老胡，给患者做完按摩后，一定要交代他回去不要碰冷水，不要洗手。

但师说，这是粗守形。真正上工要养神，你要告诉他，要常生欢喜心。自古神仙无别法，只生欢喜不生愁。生真欢喜心如菩萨，那你自然入水不溺，入火不焚，寒来暑往，不用空调不用暖气，冬不炉夏不扇，何况是这区区小病小疾?

评：善说甚深微妙法，常生广大欢喜心。

80　十种写法

弟子做一例患者，只会写一条总结，不知该如何衍生新意。

师说，一篇文章，可以有十种写法，同样，一个案例，也可从十种角度论述。不论是你的手法、心法、医嘱，还是病人的病因、病机，以及被礼请的因缘，过程中的心悟，患者态度的转变，患者有无信受奉行等等，每一点都可作一篇文章。

好的是精进，不好的是教训，都可书之以文。

像老师写尖峰山，从不同角度去写，每一次都有新意，看了都让人提升感悟，叹为神奇。

但最根本的，还是在敬师从师。如果跟老师衔接得不紧密，我们的智慧之水只会断断续续流的不通畅，如果跟师心心相应，那我们就如同与水库连接，自然畅通无比。

评：文能换骨无余法，学到穷源自不疑。

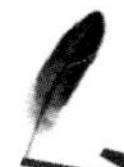

81 一字转语

有人问按摩对治病有用吗?

师说，不是按摩有用，是诚心加耐心的按摩才有用。

有人说中医没用。

师说，不是中医没用，是没诚心、没耐心的庸医无用!

可见，一字转语下对，顷刻便破迷开悟。一念愚昧无知不破，枉死多少英雄好汉!

评：一字之师，悟透一字即良师，迷糊万卷皆奴仆。

82 挑剔病人

胖哥汇报说，自己出诊的中风老人，刚开始手脚麻木，现在已经恢复了痛觉。现在的问题是老人很懒，不愿意动，更不愿意锻炼，而且他还嫌我按得太痛了，不想再按了。

师笑说，中风麻木能感受到痛是一件好事，但他既然不耐痛，你有没有按老师教你的搓揉法，慢慢在他的大椎、手腕、脚踝这些原穴之处去搓揉呢？

胖哥摇头。

师便问胖哥一天给老人按多久，胖哥说一个半小时到两个小时。

师就笑说，老杨给静脉曲张老人做三小时，家人不看你效果，就光这耐心，就让他们赞叹不已。

不能责怪病人无知。挑剔病人，是医者无能的表现。挑剔对手，是自身能力不行。在绝对的耐力和用心面前，不会有不配合的病人和家属。如果你逃避，以后还要继续再受教训。

所有你不想干的，都是懒根在作怪，要向师兄们学习，不忙的时候就赶紧写总结，不但练出招式，还练出口才，练出品德，才是王道。

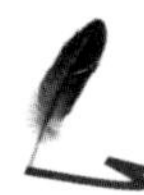

83 按摩五诀与五个层次

普宁的西医洁姐，带她家婆来堂口按摩已有三天，发现今天老杨做的效果尤为好。原来老杨在一些细节拐弯处做得很细致，时间花的更长。温和、持久、渗透、全面、入微为按摩五诀！

师说，按摩有五个层次——粗、细、微、神、化。

会按摩，你只是粗工；会细致按每条经络每个穴位，你就是工匠；能进而微细到寸寸人身皆是穴，就是师父；进而到调神层面，那就是宗师；最后到出神入化的境界，由技入道，借术弘法，讲师道、孝道，就能所过者化，无有不愈。

我们大家普遍都还在由粗到细的过程中，正如师说：铁骨久磨堪任重，浮名无益莫求高，还要继续埋头进修！

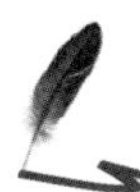

84 过究细节也是错

嘉林与老胡对练时，经常讨论点按反射区的标准，手法是否正确等问题。

师说，讨论的不正确，按摩的秘诀在多练。博涉知病，多诊识脉，屡用达药。如果都还没按够一千只脚，所谓的会按都是粗浅的认知。切忌知见大于行持，学艺用力于见解一二，尽心于行让八九，方为正道。

就像烧铁，你从铁头还是铁尾烧都能烧热，如果想热得更快，就可以从中间开始烧。人体也是如此，寸寸人身皆是穴，但开筋骨莫狐疑。不管你点的是腰反射区还是大脑反射区，只要你专在经络，持之以恒，将脚按到暖热滚烫，身体都会好，这才是心法。

埋头苦干，以点带面。

蜻蜓点水，虽多何益！

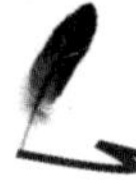

85 中风老人怕痛

胖哥问，中风老人从手脚麻木不知痛按到现在有痛觉了，但是他很怕痛，不敢让我按。可是这些大脑反射区、脾胃反射区，都是治疗中风的必按点，不按又不行，怎么办呢？

师说，要设身处地为老人想，老人是皮包骨，神经极其敏感，怕痛就要用舒缓的疗法。就像蚂蚁啃大树，反复多次地啃也能啃掉。对一种疗法有障碍时，就要及时跳出去，比如你就可以用泡脚粉加山苍树打粉给他泡脚半小时，然后再揉按半小时，既省事效果又好。要随时懂得跨界，再不行用药酒、用敷贴、汤药等等，这就叫君子善假于物，又叫万物皆备于我。心只要在老人身上，多思考，方法总是有的！

首先在他身上找到越按越舒服的地方，用心多按，将这块好的地方做到更好，让它迸发出更多的热量输送到全身，这叫先安未受邪之地。耕好自家地，饿不坏肚子！

正气强，你就遍山寻贼；

正气虚，你就关门休生养息，死守阵地。

评：打得赢就打，打不赢就守。

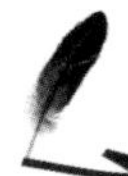

86 会按脚就会按手

老胡跟着师兄们学会了按脚，师便让老胡来按手，老胡却说他没学，不知怎么按。

师说，会按脚就会按手。

结果没想到老胡自己摸索着，按手也按得很好。

运手之妙，存乎一心！

师说，六祖慧能不识字，但他照样能讲经说法，因为他应无所住而生其心。按摩的心法，就是八个字——温柔、持久、渗透、均匀。高手得此诀，无论按脚还是按手，推揉还是刮按，艾灸还是点穴，只要给我身体的一点，将它做暖做热，最后全身的疾病都会做掉。这便是诀，得诀归去好读书！

孔夫子言，学而时习之，不亦乐乎？师说，这意思就是学了以后要不断习练，你就会从中不断得到快乐。而按摩的要领学到了，剩下的就是不断地练，你自然会从中收获智慧增长的快乐与成就感！

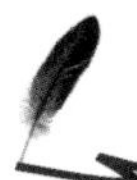

87 按摩两大目的

按摩目的在哪？

师说，按摩有两大目的，最基本的是疏通气血，让患者舒服，同时自己也提升功夫，如果自己累的半死，那赚的就是血汗钱；如果按到不想停，那就是真功夫。借术修身，由技入道。

第二就是要将病人的意志力按强，按得舒服，这只是普通的肌肉按通，要真正按出意念深沉（不急躁），言辞安定（讲话有条理），艰大独当（不畏惧困难），声色不动（从一而终），这才是按入到了分筋错骨的高境界。

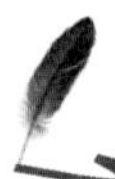

88　开窍

有学生问师，写文章如何开窍?

师说，当时我在任之堂学习的时候，问余师如何得脉理，余师说摸一万双手。写作开窍，就是从第1篇写到第999篇。学而不思则罔，如果光靠背，没有去思考，去写文，人就会迷茫。孔门讲文行忠信，多少人崇拜夫子，说读书好，可是只是口头说说而已，却没有坚持写文，光说不练假把戏!

任金任铁，定有可穿之砚。日磨日削，从无不锐之针。不去写，就永远开不了窍。刀是磨开刃，笔是练开慧!

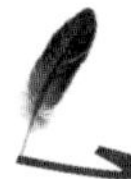

89　三天没效怎么办

有耳鸣的病人反映：按脚三天了，好像都没什么效果，弟子荒了神，不知如何应答。

师说，足反的长处，就在于凡做了就会有好转！你要告诉他，不要只盯着病，你看你的双眼是不是更有神了，脸色是不是更红润了，额头是不是更亮了，吃、睡是不是更舒服了。这些与你治耳鸣同样重要，因为这是一个健康人的标准，不然治好一个耳鸣，你还是处于亚健康。

稽首天中天，豪光照大千。八风吹不动，端坐紫金莲。病人的问题就像东南西北风，只要基础扎实，对自己的技术自信，就永远问不倒你。如果被顾客问的哑口无言，说明你根基浅，根基不牢，地动山摇。要多培土扎根！

滋培浅则前程有限，蓄积厚方事业能伸！

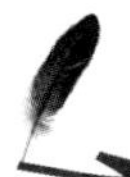

90 提高消化能力

脚底生疙瘩的高某，多年痛得不敢走路，治也治不好，老杨把脚底板做热后，轻轻一推就慢慢变软了。所以按摩就是给身体加温，点按就是逐个打碎，这样无论包块长在子宫、咽喉、脑袋等任何地方，只要将脚底做到滚烫发热，就都能化掉。秘诀便是持续渗透！

师说，表面上是在给高某治脚疙瘩，实际上讲的是如何提高消化，秘诀就是不断的点按，藏传佛法叫相续攻读，这可是千圣不传之秘！在佛门五明学问里叫医方明！

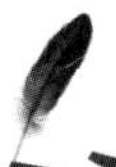

91 按脚的五脏对应原理

一电焊工，以前讲句话就要喘，不曾想老杨才按了三天，喘就消失了。

师问我们，为什么按脚能令喘平?

大家面面相觑。师由此给我们讲按脚的五脏对应原理。

肺主皮毛，肺是皮毛的君主，臣子平安无事，君主自会高枕无忧，皮毛按通畅，肺就会舒服，喘自然就平。

为什么按脚能将乳腺结节给推没了？因为乳腺为肝经所过，肝主筋，推到筋膜层，肝就会舒畅，乳腺结节就会消散。为什么按摩能令心脏病的老人从ICU的死亡线上救下？因为心主血脉，按脚令血脉通行，心脏得以和缓。

依此类推，无论是重症肌无力还是股骨头坏死，之所以能用按脚治好，都是运用了中医基础理论中的脾主肌肉，肾主骨理论。

因此师说，没有反射具体之别，只有按摩深度之差。轻按在皮肉，中按在筋脉，重按就在骨膜！而皮肉筋脉骨便会通应五脏。此按四肢却可疗愈脏腑之原理也！